Como Regenerar Su Salud Maltrecha

-Secreto para aumentar su nivel de energía diario-

Por Amaechi Obi

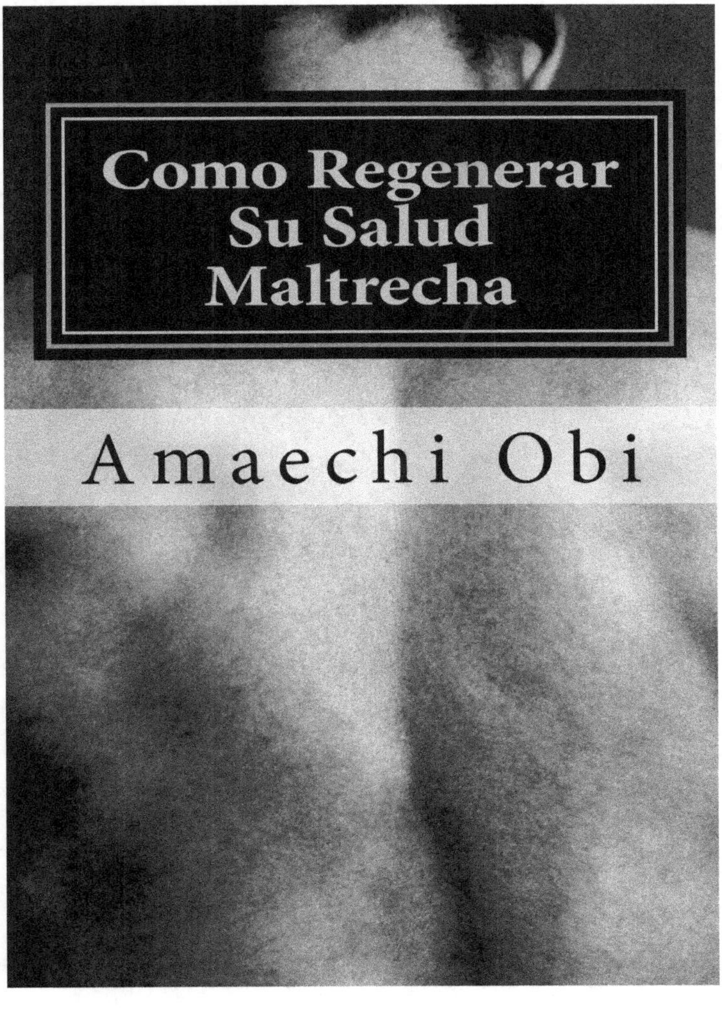

Tabla de contenidos

Introducción

Parte 1

Capítulo 1:   SALUD Y FELICIDAD

Capítulo 2:   IRA – POTENTE VENENO Y ANTÍDOTO

Capítulo 3:   ¿CUÁL ES LA ESENCIA DE LA VIDA SIN UNA BUENA SALUD?

Capítulo 4:   EL SECRETO PARA REGENERAR LA SALUD

Capítulo 5:   SU DESTINO ESTÁ EN SUS MANOS

Parte 2

SECUENCIA DE ACCIÓN PARA REGENERAR SU SALUD DIARIA

ESCENA UNO: DUERMA BIEN TODA LA NOCHE; CONECTAR CON SU SUBCONSCIENTE

ESCENA DOS: DESPIÉRTESE TODAS LAS MAÑANAS; ESTIRE Y BEBA AGUA

ESCENA TRES: MÍRESE EN EL ESPEJO TODAS LAS MAÑANAS

ESCENA CUATRO: EJERCICIO A VOLUNTAD; COPIAR DE LOS DEMÁS

ESCENA CINCO: POSTURAS DE YOGA; PRACTIQUE TANTO COMO SEA POSIBLE

ESCENA SEIS:	DESE UNA DUCHA O UN BAÑO TODAS LAS MAÑANAS
ESCENA SIETE:	ABRACE Y BESE A COLEGAS CON CALIDEZ
ESCENA OCHO:	ABRACE Y BESE A OTROS CON CALIDEZ
ESCENA NUEVE:	JUEGUE CON SUS HIJOS Y FAMILIA EN CASA
ESCENA DIEZ:	RELÁJESE COMO DESEE ANTES DE IRSE A LA CAMA

Parte 3

TESTIMONIO DE MI SECRETO DE SALUD

INTRODUCCIÓN

Para educar a otros apropiadamente, debe haber sido educado apropiadamente en el campo de su elección. Para conocer algo debe buscarlo o pedirlo; para tener algo y hacerlo suyo, debe dar algo mayor o igual a aquello que pide. Las frases anteriores probadas durante mucho tiempo son algunas de las pocas normas sutiles de la naturaleza, que afortunadamente o desafortunadamente están entre las reglas inmutables que rigen todo lo que hacemos, conocemos o tenemos en este mundo de hoy en día.

Este no es un libro normal que defina, aclare y describa o narre los problemas de la vida como de costumbre: qué pasó, dónde, quién, cuándo y cómo. Esta es una confesión debida, un testimonio vivo en apoyo de la veracidad en las "Leyes Universales de la Naturaleza" y cómo nos afectan positivamente y negativamente en nuestros asuntos cotidianos.

¿Qué es lo primero que usted hace generalmente cada mañana cuando se despierta? ¿Va directamente al baño para aliviarse? ¿Vas a la cocina a tomar café o agua? Por otra parte, ¿hace algunos ejercicios rápido antes de comenzar sus actividades diarias?

Sea cual sea la forma en que generalmente se despierte cada mañana, este libro le ayudará a confirmar las mejores elecciones posibles para aumentar su nivel de energía de forma natural desde el momento en que se levante de su sueño nocturno hasta el momento en que vuelva a dormirse por la noche.

Como norma general de la naturaleza, la repetición día tras días de hábitos buenos y positivos adquiridos actúa como un antídoto automático contra las enfermedades, como una cura para la tristeza, depresión y como control para el estrés. Y cuando entren en juego la enfermedad, el estrés y la tristeza, entonces, su salud se regenera automáticamente.

La mejor opción de objetivo para todos los seres vivos debe ser adquirir una buena salud y energía positiva de forma diaria. Para eso, necesitará simplemente escuchar y seguir los deseos ardientes de su mente inconsciente; armonizar su mente inconsciente con la realidad física y ya no necesitará un entrenador para sobresalir en todas las elecciones hechas desde su interior.

En este libro también, comprenderá por qué los sentimientos sutiles como el amor, la paz, la armonía y la felicidad destacan como los ingredientes más vitales en la regeneración natural de la salud humana. La ausencia de estos sentimientos agradables fluyendo dentro y fuera de nosotros, seremos propensos a la enfermedad, dolor, odio y desarmonía. En este libro, verá fotos en vivo y series de videos en acción que muestran cómo podemos aumentar de forma natural nuestra salud y felicidad desde nuestra mente espiritual hacia nuestro cuerpo físico y viceversa.

Capítulo 1

SALUD Y FELICIDAD

La felicidad permanente es una actitud; un hábito cultivado en el espacio y en el tiempo a través de la rutina. Para ser verdaderamente feliz, debe decidir serlo. Cuando usted decida ser feliz, debe aceptar pagar el precio inmutable del sacrificio constante que viene con ello. Antes de poder ser feliz, debe estar sano; debe sintonizar su mente interior consciente o subconscientemente hacia hábitos más saludables.

¿Cuáles son entonces esos precios que tenemos que pagar para obtener salud y felicidad?

La salud y la felicidad son un subproducto de practicar cuidadosamente las siguientes virtudes:

- ❖ *Perdón*
- ❖ *Equidad*
- ❖ *Justicia*
- ❖ *Compartir*
- ❖ *Dar*
- ❖ *Apreciación*
- ❖ *Amor incondicional*
- ❖ *Compasión*
- ❖ *Simpatía y actitud mental positiva en todo momento*

Al vivir en línea con la lista anterior de actitudes mentales, debe sentirse siempre saludable y feliz con usted mismo, con aquellos a su alrededor así como con su entorno inmediato y más allá. Esa sensación le recompensa con paz y armonía.

¿Hay alguna cosa o emoción conocida para los seres humanos mayor que la sensación de buena salud, amor, paz y armonía? ¿No son estas las razones básicas para todo nuestro ajetreo diario? Necesita dar tiempo y apreciar la abundancia de cosas que ya tiene desde la infancia hasta este día. Estará sano y feliz. ¡Aprécielo! La apreciación incrementa la sensación de abundancia, lo que se recompensa con buena salud, auto – confianza y paz.

Cuántos de nosotros podemos mantener la calidad anterior durante mucho tiempo sin fallar? Todo el mundo busca la felicidad, pero, ¿cuántos de nosotros somos realmente felices? Además, ¿por qué no lo somos?

Busque en su mente posibles razones o respuestas a por qué simplemente no es feliz. ¿Por qué no es entusiasta y optimista de forma natural sobre la vida que nos ofrecen libremente?

Una persona feliz es generalmente una persona sana. La felicidad requiere actos alimentados a través de la dedicación a actos agradables. Esta es una razón simple por la que muchos de nosotros no podemos permitirnos estar sanos y consecuentemente lo bastante felices para convertirlo en un hábito permanente. No necesita mucho para estar sano y feliz aparte de usted y solo usted; sus decisiones, elecciones y acciones.

Capítulo 2

IRA – POTENTE VENENO Y ANTÍDOTO

La ira es un potente veneno, pero un ingrediente necesario de la vida. No rechace siempre la ira; simplemente manéjela y haga lo que es justo y correcto según las normas doradas de los "sentimientos".

La ira puede definirse como – Producto neuroquímico para la acción; una señal indicando las cosas que uno rechaza aceptar parcial o totalmente o cosas que no rima con el punto de vista propio.

Nuestra visión heredada e imaginada del bien y del mal provoca alegría y aceptación o ira y repulsión.

BENEFICIOS DE LA IRA

1. La ira sirve para recordarnos cosas sobre los demás, el entorno y parte de nosotros que tienen que arreglarse urgentemente.
2. La ira, igual que el amor, nos ayuda a enderezar nuestras queridas vidas.
3. La ira nos ayuda a dirigirnos hacia la acción inmediata. Cada acción positiva o negativa depende de nuestra inclinación mental y educación básica.
4. Enfádese con usted mismo por cosas que no está haciendo bien. La ira en esos casos le ayudará a impulsar su resolución y determinación para hacer las cosas bien.
5. La ira, cuando las personas hacen cosas conocidas por impartir e impactar negativamente, ya sean dirigidas hacia ellos, hacia otros o hacia el entorno, es más bien un buen sentimiento; el mal que hacemos ahora puede ser pagado mañana por otros en otro lugar.

ANTÍDOTO PARA LA IRA

Para superar la ira y restringir su veneno o energía destructiva, debe elegir hacer lo correcto de acuerdo con las normas creativas, las cuales dicen lo siguiente: No alimente su ira negativa por el deseo de venganza, egoísmo y esas sensaciones conflictivas; neutralícelo, en cambio con el perdón, la tolerancia, la humildad y el amor incondicional por la belleza de las cosas y las personas.

La ira, igual que el amor, es una energía muy potente; si se deja sin control y disciplina, se vuelve destructiva. Discipline y administre su ira con razones justificadas y sienta como esa ira creciente se reduce y se muere de hambre, y experimentará como el amor, la apreciación y una sensación agradable de perdón engullen y aíslan ese veneno.

Para estar verdaderamente sano y feliz, necesita una sensación verdadera de responsabilidad hacia usted y todas las cosas de la creación. Es una sensación buena y saludable ser responsable de sus decisiones y acciones. Esta es una "Gran Vía" de sensaciones positivas, salud, felicidad y armonía.

Capítulo 3

¿CUÁL ES LA ESENCIA DE LA VIDA SIN UNA BUENA SALUD?

¿Cuál es la esencia de su vida sin una salud buena y vibrante? Incluso cuando usted ha trabajado día y noche para adquirir todo ese dinero y riqueza material disponible en nuestro mundo; Pero carece de una salud buena y vibrante que sin duda le permitirá disfrutar y saborear de esa riqueza adquirida; ¿cuál será, en tal caso, su buena historia? ¿Cuál debe ser el testimonio de su buen logro en la vida?

Obviamente, vivir una vida sin una salud vibrante y saludable es un dolor muy agudo sobre todo el cuerpo y el alma.

Por esa razón anterior, he diseñado y estructurado meticulosamente este libro simple, práctico e indispensable para mostrarle, paso a paso, cómo curar, mejorar y mantener su preciosa salud durante el resto de su vida.

Sepa que, no hay ningún botón mágico ni atajos para estas prácticas.

Cada día cuando tiene hambre, come y bebe; en la misma forma, orina, defeca y cumple con todas las obligaciones naturales de la vida. Como sus órganos le sirven obedientemente realizando todas las funciones anteriores; también requieren mantenimiento para continuar haciéndolo bien.

Pero, lamentablemente, la mayoría de nosotros parece dar estos hechos por sentado; y por lo tanto, olvidamos o ignoramos deliberadamente reparar y mantener el buen estado de esos órganos dados que están trabajando sin cesar día a día para mantenernos vivos y en movimiento; ¿Por qué?

¿Está usted entre aquellos que se despiertan de la cama todas la mañanas y comienzan su día con el cigarrillo, el café o el desayuno en su boca, y luego, va a trabajar o a cualquiera de sus otras tareas diarias? La mayoría, en su frenética búsqueda del dinero y los engrandecimientos materiales; a expensas negativas del mantenimiento de su cuerpo y alma.

La pregunta es, ¿cuáles son las buenas razones para dicho comportamiento inapropiado? ¿Cómo puede justificar dicha negligencia descarada con respecto a la única cosa que realmente posee – que es su bienestar?

Cualquiera que sea su razón, tal vez, sea debido a la pereza, negligencia deliberada o pura ignorancia; los ejercicios cortos, simples y prácticos contenidos en este libro sin duda le ayudarán a corregir y equilibrar todos estos problemas que le impiden hacerse cargo y tomar el control absoluto de su salud.

Su buena salud y felicidad, a través de aventuras sabias realizadas en armonía con sus vecinos y su entorno son la esencia de la vida, en mi opinión.

Experimente con su vida para obtener sabiduría; sacrifique la mayor parte de la comodidad para obtener experiencia y la buena salud y una absoluta libertad serán su compensación.

Capítulo 4

EL SECRETO PARA REGENERAR LA SALUD

¿Existe algún secreto conocido, definitivo y realista para regenerar nuestra salud sin sustancias ni objetos externos?

Sí, su mente inconsciente encarna dicho secreto, escúchela y sígala hacia acciones conscientes. Descubrirá el secreto inmenso de su interior para mantenerse sano y feliz.

La buena salud y la felicidad tienen más que ver con la actitud interior y los hábitos regulares que con el duro trabajo y el ejercicio físico.

La felicidad y el aprecio son recompensas usuales de hacer cosas a partir de sus conceptos inconscientes del reino consciente; hacer cosas a partir de decisiones ponderadas que armonizan con lo psíquico y lo físico, cuando las cosas vistas e invisibles actúan en armonía. Tales sentimientos sutiles constituyen conjuntamente la esencia natural del bienestar y la aptitud física; En otras palabras – el secreto necesario para regenerar su salud diaria con todas sus acciones.

La aptitud física es un derivado de hacer cosas: Trabajar, jugar, bailar, comer, etc. Simplemente hacer cosas con regularidad le recompensará con una aptitud física aceptable que va en proporción con el tiempo que dedica a lo que escoja hacer. Lamentablemente, usted puede estar bien y en forma en el exterior sin ser feliz y apreciativo.

Realmente es difícil tener y mantener una aptitud física por mucho tiempo cuando su hábito regular se convierte en algo dominado por rasgos tales como la ira, los celos, la avaricia, el daño, etc. Tales rasgos, cuando dominan su actitud cotidiana contraen el viaducto de la armonía psíquica y oscurecen el agradable flujo de sentimientos felices. Para contrarrestar eso, aprenda a aceptar desde dentro hacia fuera; haga la paz con su alma, perdone y olvide todas las ofensas.

En las profundidades de su mente yacen los potenciales para todos los poderes. Hay ciertos secretos conocidos para todo bajo la creación. Usted ya es un secreto; su nacimiento, crecimiento y madurez son secuencias de la naturaleza secretas y silenciosas. Conocer y entender dichas secuencias sutiles de la naturaleza y la creación a gran escala seguro que le ayudará a descubrir el secreto abierto para regenerar su salud.

En otras palabras, regenerar la salud es igual a saber cómo alcanzar el fondo de su mente para recibir posibilidades infinitas que mejorarán y equilibrarán sus secuencias de vida en todo momento; para conseguir **"Una vida más larga inmersa en el entusiasmo y en las sensaciones positivas".** Sí, existen secuencias naturales muy específicas para regenerar la salud.

En las profundidades dentro de usted yace la capacidad infinita para hacer y conocer pedazos o grandes partes de todas las cosas concebibles. Porque la vida en sí es un proceso organizado; un proceso sistemático que generalmente brota de la concepción, de la cuna, del crecimiento y de la muerte como el fin.

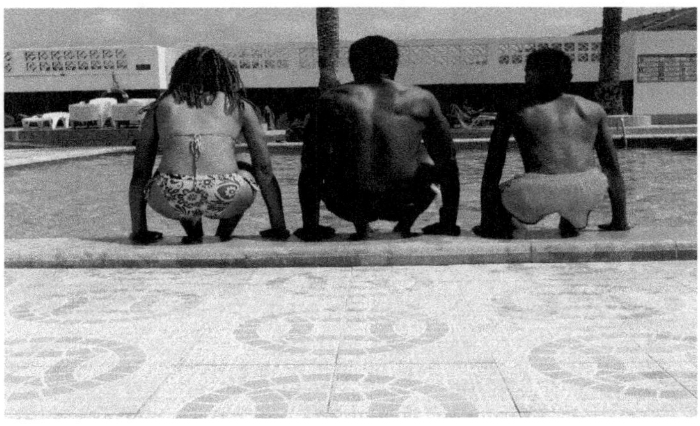

Como regla de la naturaleza, todo lo que debemos hacer o saber, lleva consigo un proceso bien definido: cada actividad deportiva, imaginación o conocimiento tiene su proceso naturalmente dotado antes de poder adquirirlo; incluso cómo comer, hablar y caminar etc. En consecuencia, al nacer, la naturaleza nos ha dado la infinita capacidad de aventurarnos sin fin, conocer y experimentar las abundancias de la vida en su totalidad.

Su vida es un paquete todo incluido sin costes de materiales adjuntos aparte de los desafíos de análisis de hechos, toma de decisiones, realización de elecciones, acción y reacción que unidos determinan lo buena o mala que es su vida. Usted es versátil. Usted es todo y nada. Visualice y viva su vida en este contexto y estará a salvo.

Capítulo 5

SU DESTINO ESTÁ EN SUS MANOS

Cuando usted dice a alguien "su destino está en sus manos" ¿qué quiere decir realmente? ¿Qué quiere decir o transmitir realmente a esa persona?

Si su destino está en sus manos, significa literalmente que su: Salud, conceptos, enfermedad, actitud, felicidad y tristeza están en sus manos. Es absolutamente cierto según el mejor de mis conocimientos que podemos vivir con una salud fuerte una vida más duradera en este mundo como está, independientemente de las calamidades y duras dificultades que se ciernen sobre nosotros. Una vez que aceptemos de forma consciente el hecho de que "Cada acción decidida que tomamos genera de hecho una reacción igual indecisa". En otras palabras, "Cada hábito saludable que realiza estimulará automáticamente sensaciones beneficiosas para los órganos del cuerpo y todas las malas actitudes también estimularán automáticamente sensaciones perjudiciales para los órganos de su cuerpo y para aquellos a su alrededor".

El principal secreto para regenerar su salud está basado simplemente en "repetir, pensar y revivir dichos hábitos saludables y positivos que generan y alientan la sensación de buenos sentimientos por parte de los órganos sensibles del cuerpo; por el contrario, rechazar esas actitudes observadas generará sentimientos negativos para los órganos sensibles del cuerpo.

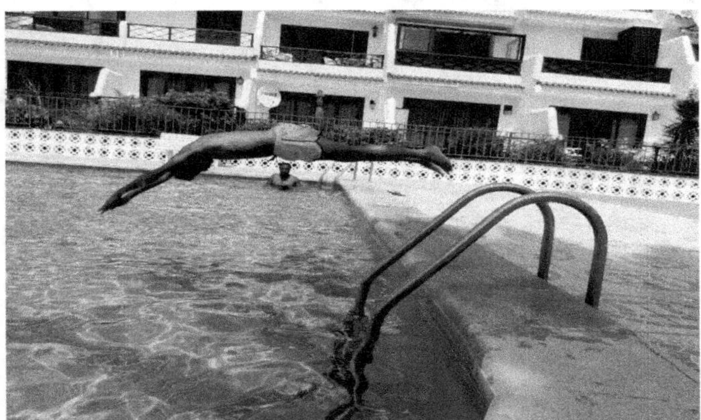

EJEMPLO:

¿Qué siente cuando está: bailando, riendo, jugando o emocionado por su creatividad? La respuesta es bien. Debe sentirse bien con el tipo de sensaciones corporales generadas por las acciones anteriores sin ninguna duda, mientras sea un ser humano sano dentro de nuestra nomenclatura social.

Entre muchas otras actividades naturales y simples, puede elegir mejorar su salud y felicidad: Cuando juega, baila, ríe o se emociona de forma positiva; la mayor parte, sino todos los órganos del cuerpo se benefician de ese tipo de sensación agradable generada en relación con la acción realizada. En resumen, esa es la raíz secreta para regenerar la salud y garantizar una larga vida con sensaciones sanas.

Si usted desea verdaderamente vivir mucho sin demasiadas enfermedades, dolor ni desilusión, todo lo que tiene que hacer ahora es empezar a: Baila como loco; reírse hasta quedarse sin aliento; jugar como un perro y trabajar como una hormiga; estos son hábitos de éxito. Adopte y adapte su mente a ellos durante un año o menos. Nos gustaría escuchar sus resultados o testimonios personales. Todo es tan simple como eso. Porque, cuando no se ríe, juega de forma positiva ni participa de forma consciente en trabajo que escoge y disfruta hacer, es difícil sentirse bien y estar sano y feliz.

CONSEJOS

El secreto realista e imbatible para conseguir una salud recurrente o regenerativa es tener el objetivo de mantener la mente y el razonamiento de un niño, metafóricamente hablando; no intente convertirse en un adulto bajo este estándar social, hacer esto seguramente le recompensará con un estrés negativo e innecesario que tiende a frustrar sus potenciales positivos.

Siga su mente y no intente convertirse en un adulto socialmente responsable; piense y manténgase como un niño inocente; de esta forma, tendrá más probabilidades de vivir sus días con una salud admirable; de forma que los médicos, enfermeras y sus medicamento y cura, nunca sean parte de usted.

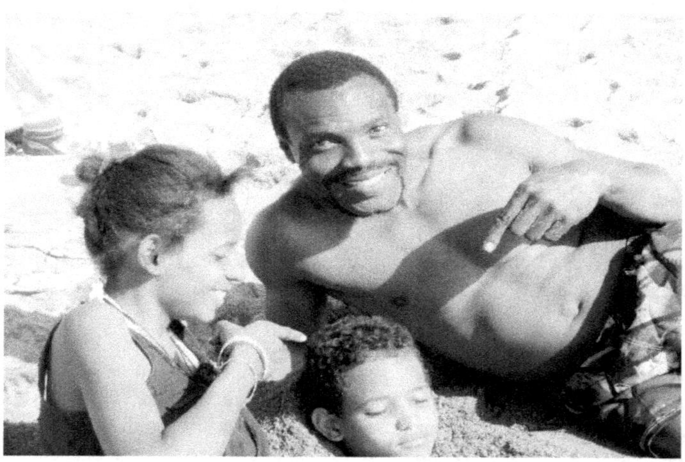

OBJETIVO

- ❖ El objetivo principal de este programa es mostrarle ejemplos simples y prácticos sobre cómo despertar la capacidad y potencial infinito que se encuentra en sus profundidades.
- ❖ Animarle a usar la imaginación, elección y decisión libre para mantener un control realista sobe su vida; desde adentro hacia afuera.
- ❖ Mostrarle sistemáticamente la mejor forma de aprender sobre usted desde el interior; y las mejores formas posibles para enseñarle cualquier cosa que quiera saber o hacer, particularmente lidiar con su estado de bienestar general.

A continuación tenemos Diez Escenas Normales de hábitos que debe adoptar para tener un beneficio completo de este programa que comienza desde el momento en que se va a dormir por la noche y termina en el momento en que vuelve a irse a dormir al final de cada día de su vida. Sígalas con concentración y una mente abierta.

Parte 2

SECUENCIA DE ACCIÓN PARA REGENERAR SU SALUD DIARIA

ESCENA UNO – *DUERMA BIEN POR LA NOCHE; CONECTE CON SU SUBCONSCIENTE*

Desde el primer día que empiece este programa o estilo de vida, escoja empezar desde bien pronto por la mañana, así que, váyase a la cama por la noche con este nuevo estilo de vida en mente cuando quiera, teniendo en cuenta sus rutinas personales. Despiértese con entusiasmo y con la consciencia de que a empezar a hacer las cosas de una forma nueva en su vida durante mucho tiempo.

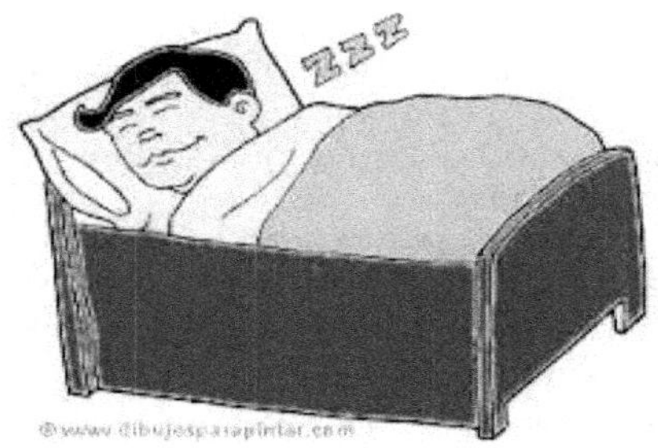

Para seguir este programa de forma efectiva, le aconsejo que compre una Santa Biblia o cualquier libro que sea de motivación / inspiración. Del tipo de: Pensar y hacerse rico de Napoleon Hill; Cuando el camino se vuelve duro, lo duro es el camino por Robert Schuller; Padre rico, padre pobre por Robert Kiyosaki, Santo Corán, etc. No tiene que adquirir ninguno de los libros anteriores; simplemente son ejemplos de los tipos de libros que pueden motivar o producir acciones positivas. Yo los utilizo a menudo. Puede encontrar libros que le produzcan acciones positivas. Esto pone su mente en la frecuencia adecuada para imaginar y reflejar de forma precisa; para hacer su vida y su trabajo con apreciación y gratitud.

ESCENA DOS – *DESPIÉRTESE TODAS LAS MAÑANAS, ESTIRE Y BEBA AGUA*

Despiértese a su hora cada mañana, según su horario; vaya a la cocina a por un vaso de agua y diríjase al baño; especialmente para aquellos que viven en las ciudades, en pisos o casas propias con la comodidad de un aseo personal. Aquellos sin instalaciones de aseo a su disposición deben improvisar de cualquier forma posible y dentro de sus capacidades.

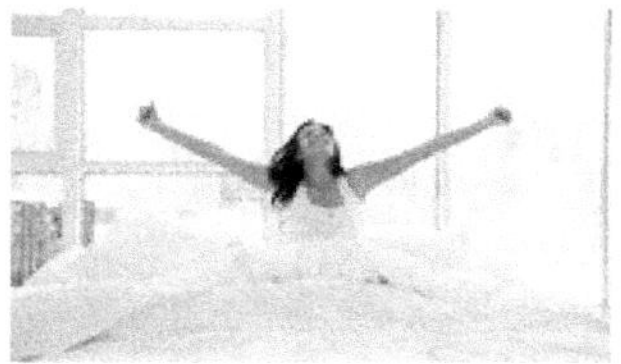

Cuando esté sentado en el aseo aliviándose, escoja cualquiera de los libros de inspiración de su elección, como hemos declarado anteriormente o cualquier otro libro capaz de una elevación mental y espiritual similar. Léalo cuidadosamente como si fueran oraciones. Antes de empezar, agradezca a su creador por su vida hoy, muéstrele gratitud independientemente de su nivel de ira, estrés e insatisfacción en cualquier momento. Sea consciente del hecho de que está siguiendo un programa de régimen diseñado para transformar su vida hacia el mejor estado que haya probado, sentido o visto nunca; por lo tanto, abra su mente y haga simplemente lo que le digo. Debe ser su propio testigo de la competencia y eficacia de este programa. Debe seguirlo de forma sincera, para poder ofrecer su testimonio positivo, cuando empiece a recibir los abundantes beneficios garantizados con este programa por sus esfuerzos.

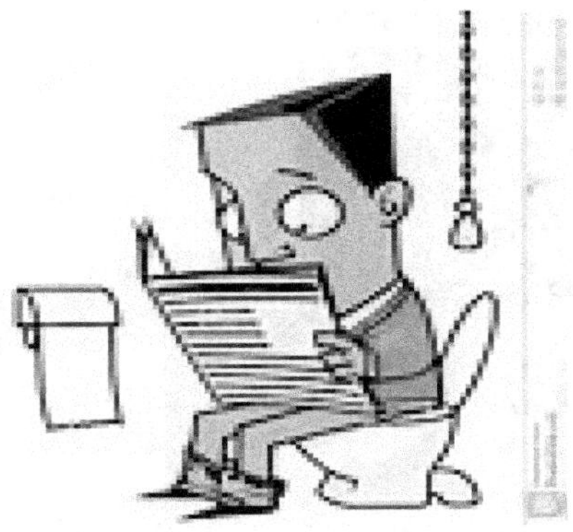

LEA MIENTRAS ESTÁ EN EL ASEO TODAS LAS MAÑANAS

Debe tener tiempo para usted mismo antes de empezar con sus actividades diarias: Si tiene que ir al trabajo por la mañana o participar en cualquier otra cosa, debe poder concluir todo el ejercicio en veinte o treinta minutos de forma regular. Si su cita es a las 6 AM, por ejemplo, intente levantarse a las 5 AM para dedicar al menos treinta minutos para recargar su batería mental y corporal para todo el día siguiendo este régimen. Aprenda a despertarse una hora antes de la hora a la que debe salir de casa para acudir a cualquier tarea. Intente sacrificar lo que sea necesario en cualquier momento para obtener lo que quiere de usted mismo, por su propio bien, bienestar y aptitud física.

ESCENA TRES - *MÍRESE EN EL ESPEJO TODAS LAS MAÑANAS*

Mire hacia su espejo de pared después de aliviarse todas las mañanas, diga en voz alta si puede "Qué día tan maravilloso". Dígalo desde el fondo de su corazón, siéntase agradecido con el Creador por hacerle participante en esta gloriosa aventura – la vida. "Gracias Padre, mi Creador por estar ahí silenciosamente, inquebrantable e inmutable guiando y vigilando sobre mí tu gran hijo / hija Amén.

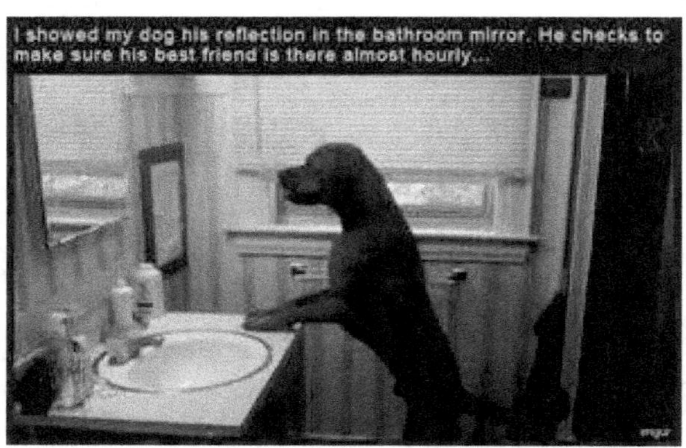

MÍRESE EN EL ESPEJO TODAS LAS MAÑANAS

Mire al espejo, obsérvese directa y profundamente hacia los ojos, diciéndose algunas cosas positivas como: "Soy una gran persona positiva"; dígalo con entusiasmo y siéntalo cuando lo diga. Dese un gran beso con pasión y afecto.

Mientras hace esto, debe empezar a agitar todo su cuerpo lentamente; incrementando gradualmente el ritmo y finalmente con tanto vigor como pueda evocar incluso durante solo dos minutos; observando y admirándose en el espejo mientas agita todo su cuerpo para soltarse.

El propósito de este tipo de actividad es – calentar la sangre para prepararse moralmente y de forma entusiasta para las tareas que tiene por delante ese día; también para disipar o eliminar algunas de las capas de energía negativa que cubren el espíritu bueno y positivo, para pavimentar el camino hacia un día sano y agradable que está a punto de empezar.

ESCENA CUATRO – *EJERCICIO A VOLUNTAD; COPIE DE LOS DEMÁS*

Si puede y todavía tiene tiempo, haga unas veinte – treinta flexiones. Después de todo, seguro que observa cómo los estados de estrés y depresión desaparecen; el entusiasmo se asentará para tomar posesión de usted; y después, todo a su alrededor parecerá más bonito de lo que hubiera imaginado. Las soluciones a asuntos pendientes empezarán a aparecer desde lugares ocultos de su alma.

ESCENA CINCO – POSTURAS DE YOGA; Practique Tantas Que Pueda

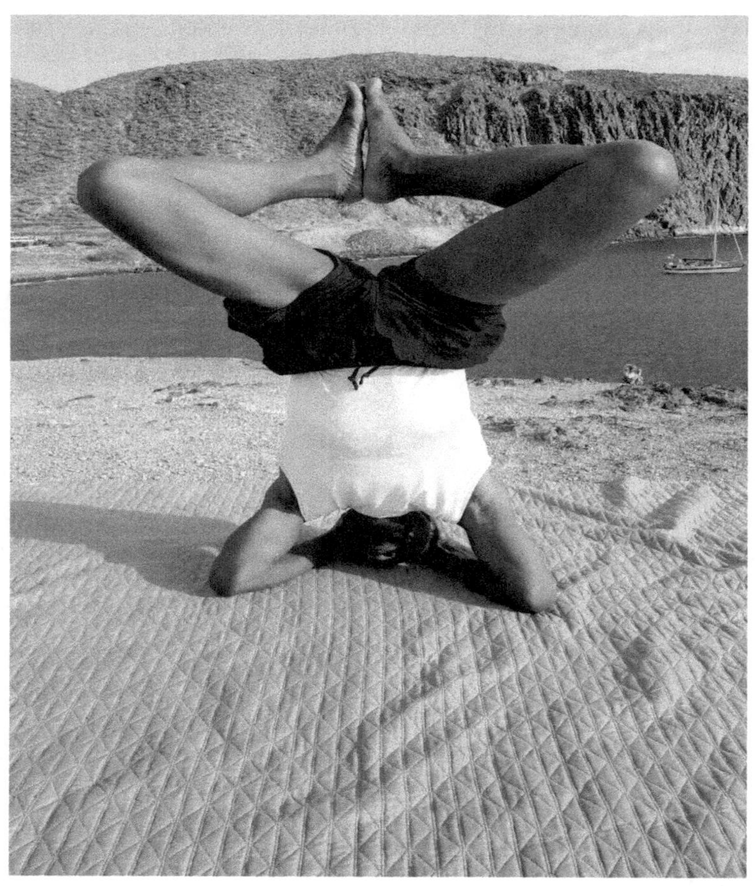

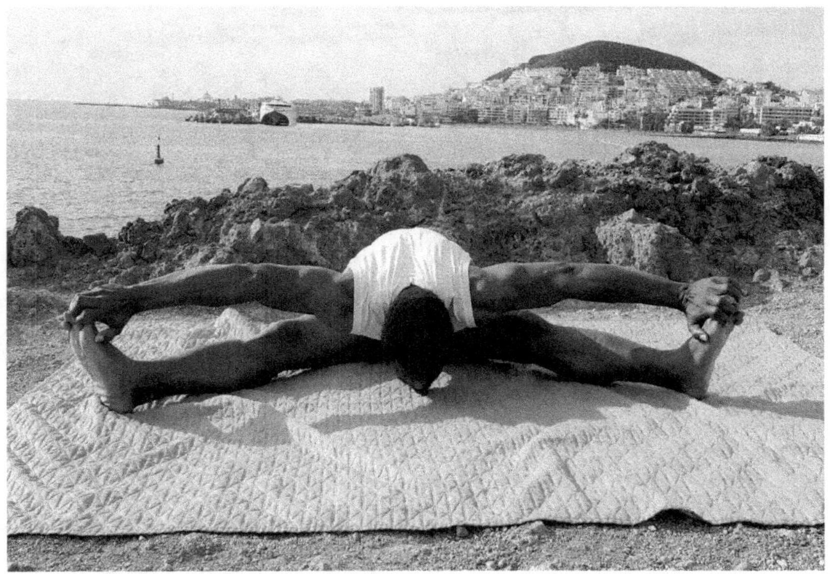

Wide Eagle-Seated Forward Bend

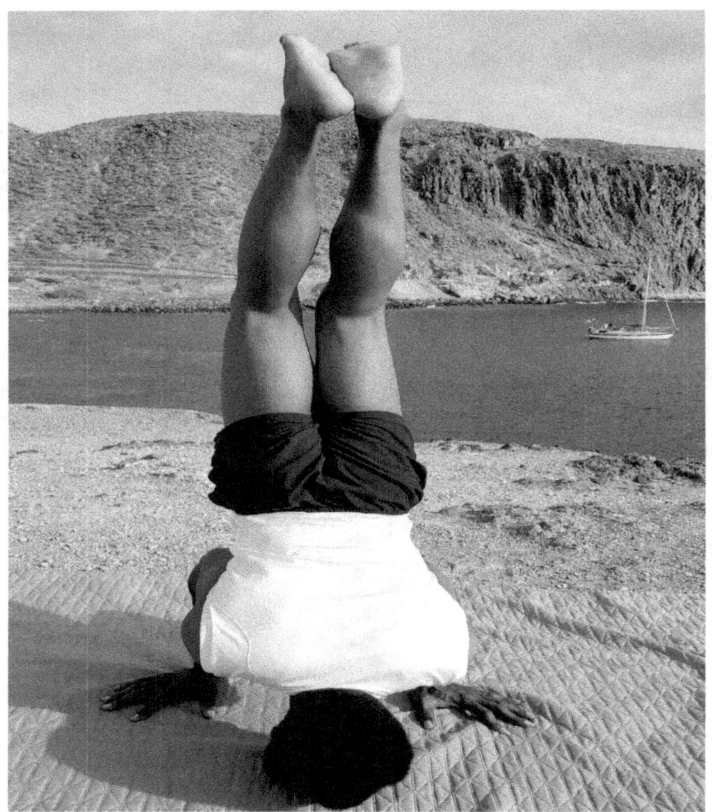

Supported Head Stand

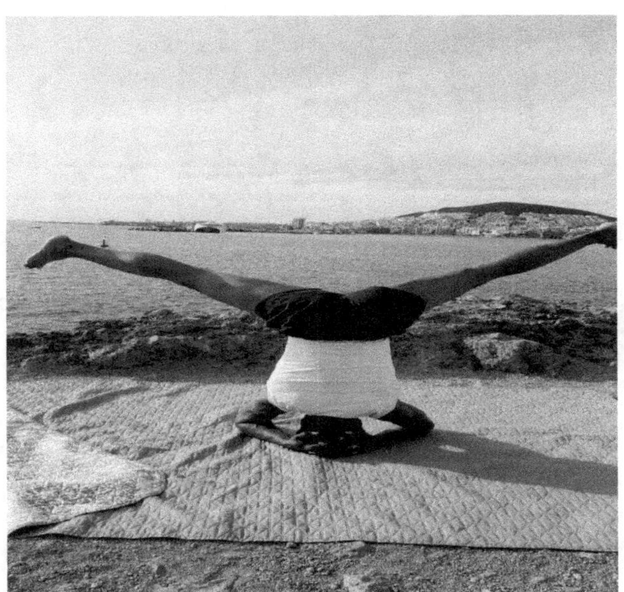

Supported Headstand

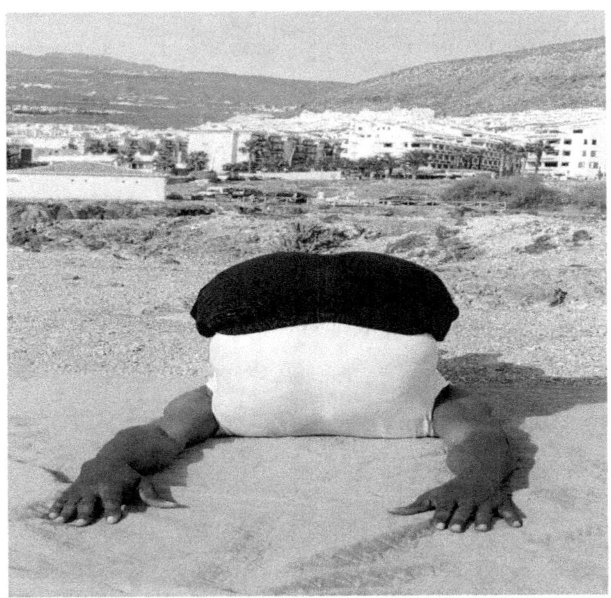

Plow

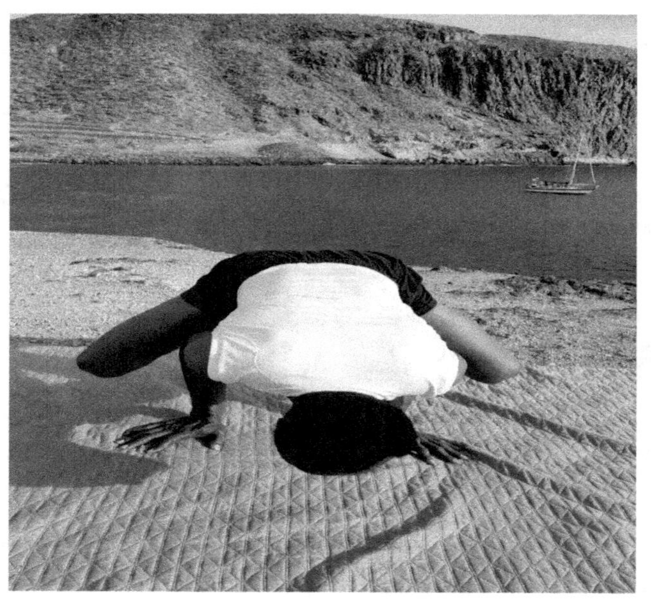

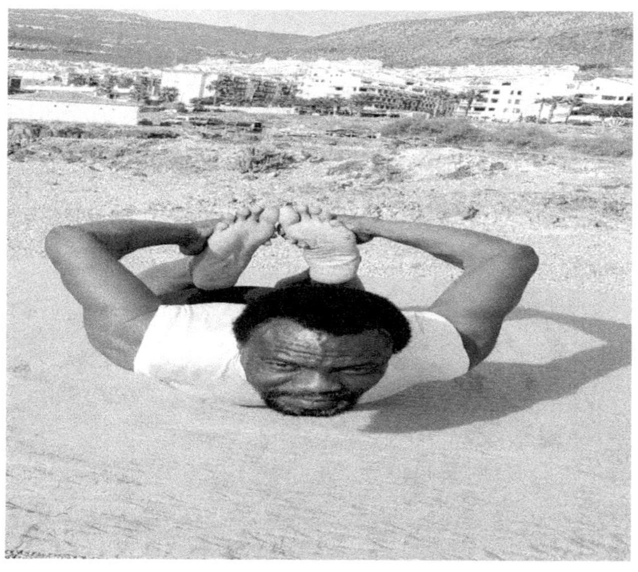

ESCENA SEIS – *DESE UNA DUCHA O UN BAÑO TODAS LAS MAÑANAS*

Dese una buena ducha con intervalos de agua caliente y fría para hacerle sentir limpio y sano. Todas estas actividades le inducirán energía y fuerza suficiente para soñar, pedir y buscar con mucho más entusiasmo y apreciación.

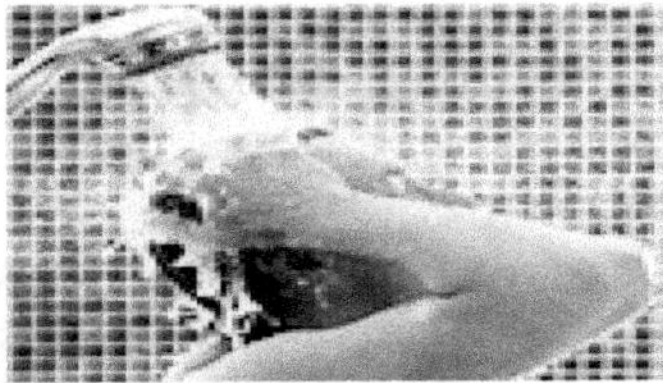

DESE UNA DUCHA O UN BAÑO TODAS LAS MAÑANAS

Finalmente, vístase, tome el desayuno y vaya a trabajar, a la escuela y a otras cosas; cuando se marche, comparta por el camino sus vibraciones positivas con todas las personas y cosas. Muestre humildad, respeto y disciplina en todo momento. Con este tipo de espíritu, tenderá a hacer todo lo que quiere hacer con mucha más alegría, sin esperar recompensas; y en poco tiempo, se convertirá en la "manzana de los ojos de todos" y será apreciado por todo el mundo.

Recuerde besar a su esposa / marido, hijos, padres; cante a lo largo del camino y cualquiera que sea su tarea, abórdela con el mayor entusiasmo, mientras la realiza. Eso es un éxito absoluto y una libertad total.

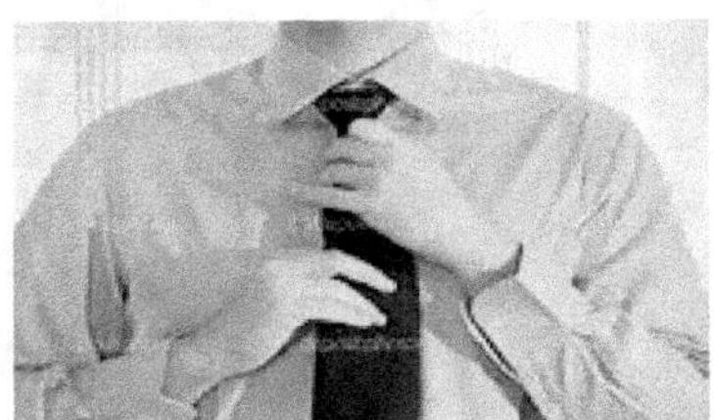

ACTIVIDADES AL FINALIZAR EL DÍA -

ESCENA SIETE – *ABRACE Y BESE A LOS COLEGAS CON CALIDEZ*

Finalice sus actividades diarias: Trabajar, ir a la escuela, hacer deporte, etc. Antes de marcharse para volver a casa, intente abrazar a sus colegas, besarlos o darles la mano con calidez y entusiasmo.

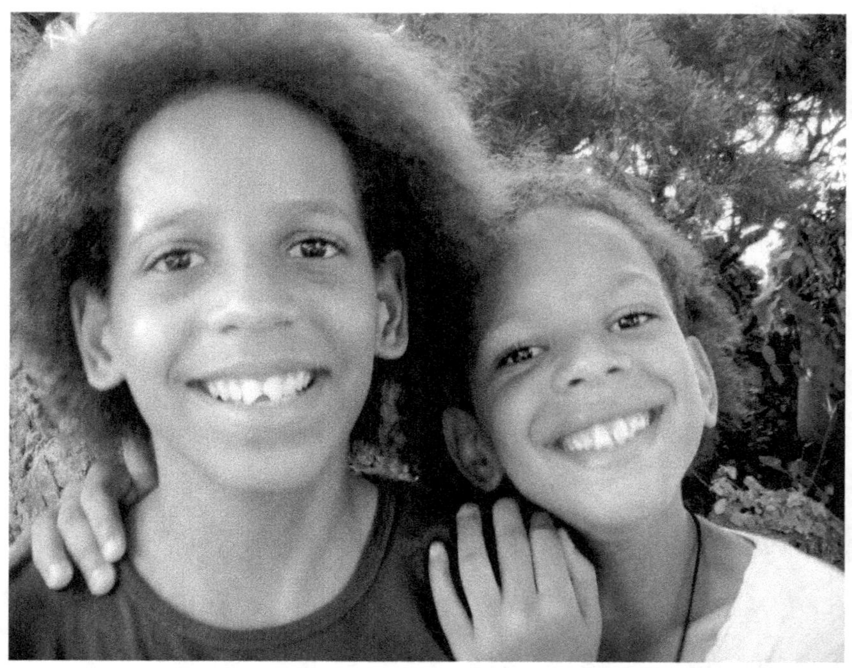

ABRACE Y BESE CON CALIDEZ

ESCENA OCHO – *ABRACE Y BESE A LOS DEMÁS CON CALIDEZ*

Llegar a casa, abrazar y besar con calidez a los miembros de su familia: Mujer, marido, hijos o padres... después ponerse la ropa de "su hora feliz" y llevar a los miembros de su familia a su lugar habitual o club deportivo. Aquí puede beber, jugar, bailar con los demás con alegría. Intente siempre mantener una actitud metal positiva en todo momento – sin ira, obscenidad ni sentimientos feos... estas son algunas de las terapias de la naturaleza hechas para mantenerle siempre en forma y bien.

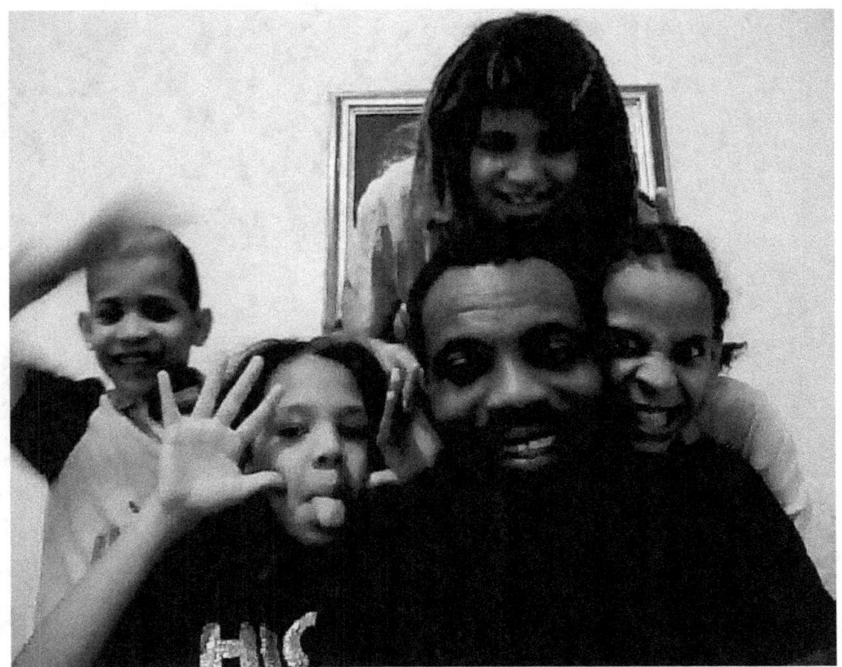

JUEGUE CON SUS HIJOS Y SU FAMILIA

ESCENA NUEVE – *JUEGUE CON SUS HIJOS Y SU FAMILIA EN CASA*

Beba de forma razonable, juegue de forma razonable, disfrute de forma razonable sin ninguna forma de abuso. Después, vaya a casa feliz con su familia para una comida buena y equilibrada.

ESCENA DIEZ – *RELÁJESE COMO DESEE ANTES DE IRSE A LA CAMA*

Relájese y vea la televisión, una película o lo que sea de interés para usted y su familia; después de eso, vaya a cepillarse los dientes antes de dormir; intente leer algunos capítulos de algún libro de inspiración como la Biblia y duerma tranquilamente hasta que se despierte para otro día maravilloso...

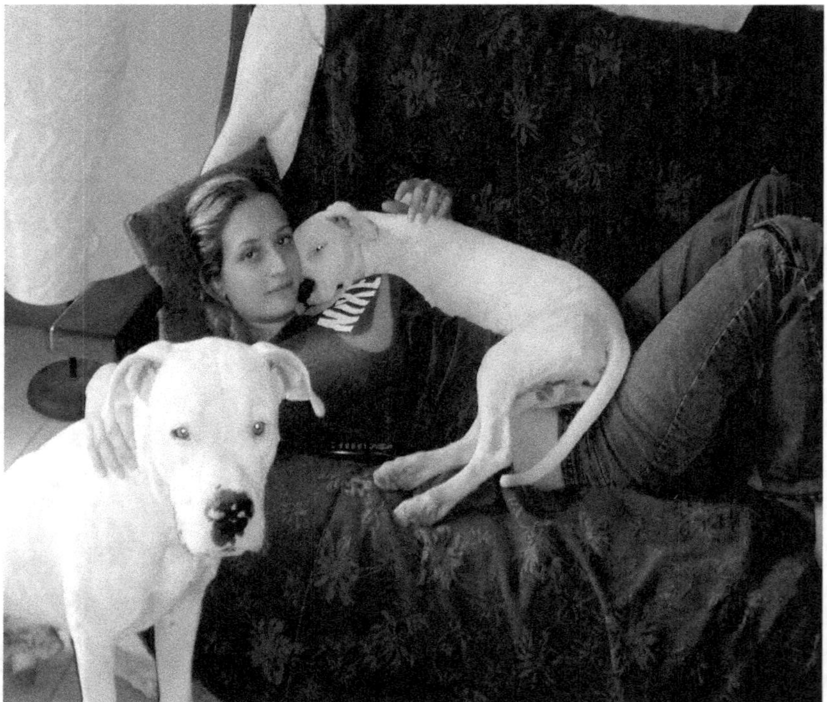

RELÁJESE COMO DESEE

Esta es su rutina como estilo de vida para un periodo más largo. Como puede ver, las mejores cosas en la vida son demasiado simples para ser ciertas o para parecer ciertas. Vivir su vida con estos simples pasos le ofrecerá la clave para una vida increíble y maravillosa.

Enhorabuena por estar entre los pocos que han descubierto y se han beneficiado de este secreto imbatible de prácticas de bienestar – aptitud física eternas.

Parte 3

TESTIMONIO DE MI SECRETO DE SALUD

Cuando era un estudiante en la India hace muchos años, me tropecé con el yoga, y desde entonces, ha sido mi fuente secreta de salud extraordinaria, riqueza y felicidad extrema. La disciplina del yoga se ha convertido de forma subconsciente desde entonces en mi segunda naturaleza; con la misma importancia para mí como la comida que como y el aire que respiro.

Merece la pena observa que, nunca he tenido de forma oficial ni privada un maestro de yoga cara a cara ni lecciones de entrenamiento, pero sin embargo, siempre me las he arreglado para llevar conmigo diferentes tipos de libros de yoga a donde quiera que fuese. Era mi segunda santa biblia. Gasté una fortuna con alegría comprando todos los libros de yoga con los que me encontraba; leyendo, practicando y verificando con la mayor devoción los beneficios físicos e internos de este ejercicio antiguo único.

Con años de prácticas regulares, puedo afirmar ser un gurú completo en esta disciplina y con alegría extrema, quiero compartir mis milagrosos descubrimientos con usted.

El yoga, cuando se practica apropiadamente y con regularidad, tiene los potenciales ocultos de inmortalizar su cuerpo, mente y alma a través de la revigorización y fortificación mental y física. Para mí, los beneficios del yoga no tienen igual.

Mi objetivo principal en este corto libro no es solo mostrarle cómo practicar yoga, sino hacer que sepa que la mezcla de prácticas de yoga básicas con otros ejercicios fundamentales y básicos puede realizar maravillas en su vida; proporcionándole una buena salud y un bienestar extraordinario que nunca ha imaginado posible.

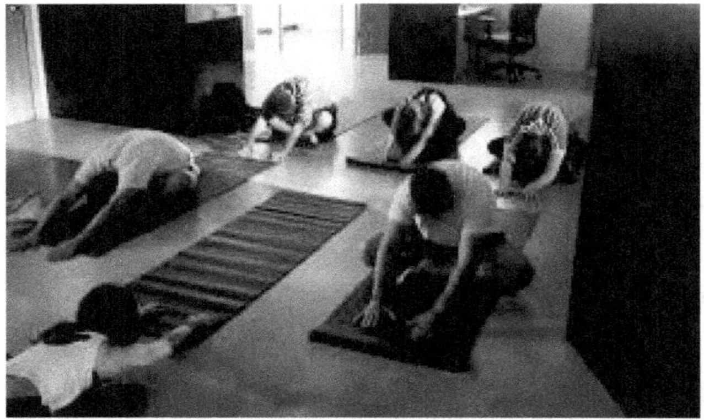

OTROS EJERCICIOS DE BIENESTAR Y PARA PONERSE EN FORMA

La verdad es que para realizar ejercicios normales uno no tiene que preocuparse sobre una concentración profunda como en el yoga. Puede hacer cualquier clase de ejercicio físico, viendo la televisión, escuchando música o hablando y charlando al mismo tiempo con amigos; estas cosas no son aceptables mientras está llevando a cabo verdaderas prácticas de yoga.

El yoga se concentra en el equilibrio mental, espiritual y físico en armonía, mientras que los ejercicios normales se concentran principalmente en la resistencia física y la tonificación de los órganos y músculos del cuerpo. Puede hacer ejercicios generales sin concentrarse realmente en un órgano del cuerpo en particular, al contrario que en el yoga.

Si nuestro destino está en nuestras manos, significa que todo lo que necesitamos para vivir bien, estar en forma y ser felices debe encontrarse en nuestro interior; en nuestras respectivas manos. Con respecto a ello, lo bueno y lo malo está entrelazado; nuestro deber humano es desenredar las cuerdas que unen lo bueno y lo malo; retener y reutilizar lo bueno mientras descargamos y rechazamos lo malo. Cuando haga esto, definitivamente observará el aumento regular de una sensación dulce y placentera cargada con la mayor energía y fortaleza.

Todo lo que hacemos en esta vida es solo para conseguir una vida fructífera sin enfermedades, estrés negativo ni dolor; sabiendo que fue fácil para mí profundizar y agarrar esos secretos de regeneración de salud que están destinados a crear una disciplina de ida increíble que puede practicarse fácilmente en cualquier parte en la que podamos encontrarnos ahora; su entorno social, género o edad.

Mi Programa de Bienestar y Ponerse en Forma no tiene ningún conflicto con ninguna otra cosa. Es un programa que ha pasado por rigurosas pruebas durante años; estructurado meticulosamente para guiarle a través del camino probado que lleva a una salud absoluta, hasta el resto de su vida. Esto le mostrará también un hábito dietético que se ajustará a este tipo de disciplina. Este es un hábito de bienestar y para ponerse en forma completo dividido en escenas para que usted lo asimile fácilmente y se incorpore a ello.

¿Por qué esta combinación de yoga con otros ejercicios para ponerse en forma?

El yoga puede combinarse fácilmente con otras formas de prácticas para ponerse en forma; es mi intención mostrar este hecho porque hay muchas ideas equivocadas sobre la materia del Yoga en todos los cuadros de nuestra sociedad; muchos creen que el yoga es una secta de religión completa por sí mismo. Otros creen que, para practicar yoga, debe llegar a conocer todas las doctrinas y poses de yoga, etc. En este mundo moderno, es casi imposible vivir en una abstinencia total como la requerida por el verdadero yoga de Oriente. Por esta singular razón, he considerado que la mayoría de personas de todo el mundo están tan profundamente comprometidas con sus tareas diarias, que apenas tienen tiempo para practicar, incluso los más simples, pero esenciales ejercicios necesarios para que sus cuerpos funcionen bien.

Por las razones anteriores, decidí investigar un poco más y descubrí una forma que puede ser fácil y cómoda para todos los que tienen ganas de mejorar su vida sin renunciar a ninguna de sus actividades diarias habituales. Combina los ejercicios y principios más básicos del yoga con algunas prácticas de bienestar diario normales que cualquiera; mayores, jóvenes y niños de todos los géneros puede practicar diariamente con regularidad; y que tienen la capacidad de ofrecerle beneficios para ponerse en forma y de bienestar extraordinarios que nunca se habían unido antes.

BENEFICIOS DEL YOGA

Los ejercicios de yoga por sí solos pueden lidiar y combatir de forma efectiva muchas enfermedades que debilitan las capacidades de muchos seres humanos. Por ejemplo, con la práctica regular del yoga puede combinar y disminuir muchas dolencias como el estrés, la depresión y la obesidad; envejecimiento rápido, arrugas, problemas de sangre y de pulmones, problemas respiratorios y casi cualquier cosa que pueda estar mal con todo su cuerpo y alma. Entonces, las combinaciones conscientes de otra forma de ejercicio realizan verdaderas maravillas para una buena salud, como demostraré a medida que avanzamos.

La mayoría de las personas no son conscientes de que incluso la práctica sencilla de la meditación y el método de respiración correcto pueden por sí solos tratar eficazmente estados de ánimo depresivos, presión arterial alta y muchas enfermedades que molestan a mucha gente, aparte de otros beneficios importantes para la salud. Las vidas de muchos mejorarán, las enfermedades se reducirán o incluso serán totalmente evitadas; y la mayoría de los ciudadanos del mundo deberían aprender a manejar su salud y la disciplina de sus vidas de manera adecuada. Hacerlo seguramente dará a más personas la oportunidad de disfrutar de las maravillas de una vida excelente; medida por el estándar de buena salud.

He reunido cuidadosamente prácticas para ponerse en forma y de bienestar interesantes, fáciles, simples y fundamentales que no dejarán de cambiar sus vidas una vez que comience este largo viaje conmigo. Este paquete es una combinación de yoga básico y otros ejercicios variados, que funcionarán muy bien contra el estrés mínimo y el trabajo duro. Es ideal para mayores, jóvenes y niños.

Recuperará una calma sostenible, llena de entusiasmo hacia su vida diaria y sus relaciones diarias con su familia, vecinos y colegas de trabajo o compañeros de clase. Diariamente, se revitalizará practicando una disciplina básica. Es un privilegio para usted añadir este paquete a su cartera de salud.

No habrá nada que le ofrezca las mismas ventajas y beneficios que este paquete que he preparado minuciosamente para usted debido a mi amor profundo por la humanidad y por su bienestar individual. Esto seguramente fortalecerá sus músculos doloridos de nuevo, y hará que su vida sea más prometedora. Los beneficios no pueden ser numerados o cuantificados. A medida que avanzamos, sin duda, testificará con una afirmación mis declaraciones.

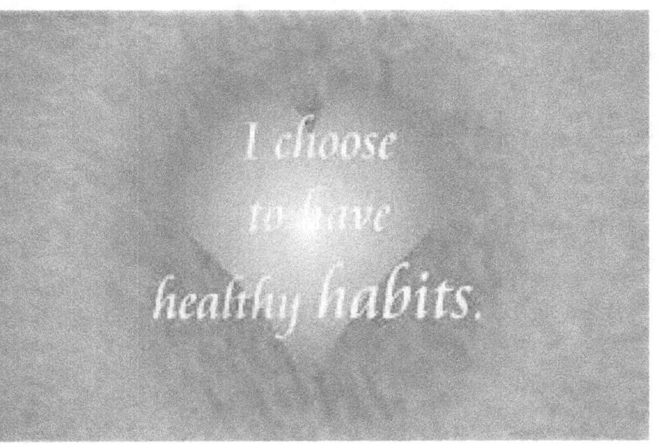

Los beneficios del yoga para todo cuerpo y alma viviente pasan generalmente por la dulce sensación que le ofrece cuando lo practica de forma regular. El yoga es una cosa de la vida y un asunto personal que varía de persona a persona de acuerdo con los conceptos y la mentalidad individual.

Sin embargo, por razones de conveniencia, digamos simplemente que de forma general, el yoga puede beneficiarnos físicamente de las siguientes formas:

1. El yoga genera energía, mejora los niveles de resistencia, concentración y forma física
2. La práctica del yoga no necesita instrumentos especiales aparte de usted
3. Ayuda a la flexibilidad de su cuerpo y al flujo libre de circulación de líquido y energía
4. Ayuda a reducir la grasa y el exceso de colesterol
5. Puede ser practicado por todos: Niños, hombres, mujeres y personas mayores
6. El yoga arregla y mejora su postura física y reduce el proceso de envejecimiento
7. Armoniza todo su cuerpo a través de la circulación sanguínea adecuada
8. Provoca a sus órganos internos, regula el metabolismo y es adecuado para su sistema endocrino
9. Puede decirse que las posturas de yoga es una gimnasia completa y equilibrada
10. El yoga rejuvenece, reduce la tensión y le muestra cómo relajarse bien
11. Le ayuda a entender mejor su cuerpo
12. Le ayuda a pensar de forma positiva a largo plazo

BENEFICIOS MENTALES DEL YOGA

- ❖ El yoga le ayuda a controlar las emociones, especialmente la ira y la molestia
- ❖ Le ofrece una personalidad positiva y relajada
- ❖ Hace que la mente sea ágil y flexible, por lo tanto, favorece el flujo de energía libre
- ❖ Ayuda a calmar la mente y combate el estrés
- ❖ Da energía a la mente de una forma positiva que ningún otro ejercicio tiene

IMPORTANCIA DE LA RESPIRACIÓN EN EL YOGA

La respiración correcta es una de las lecciones más esenciales del yoga porque ayuda completamente a controlar la mente. Aquí es donde el yoga se diferencia de otros ejercicios físicos simples.

A través de la práctica del yoga, hemos aprendido que la mayor parte de la humanidad no tiene ni idea de las formas adecuadas y apropiadas de respirar. La mayoría de nosotros usamos un tercio de nuestras capacidades pulmonares mientras respiramos; aplicamos solo la parte superior de nuestros pulmones. Esto apenas mueve nuestro tórax, y la respiración por lo tanto tiende a ser rápida y superficial; resultando e una introducción de una cantidad de aire muy pequeña en los pulmones. Esto, de hecho, niega a los órganos del cuerpo el suministro de aire adecuado necesario para un mejor funcionamiento.

Una buena respiración debe incluir la parte superior de los pulmones, debajo de las clavículas, en el centro para expandir la cavidad torácica y la parte inferior. Este tipo de respiración o aspiración que envía más aire a la parte inferior de los pulmones es conocida como – "abdominal". Esta es la mejor forma de suministrar aire adecuado a las partes inferiores de los pulmones. Es una respiración lenta pero completa.

La respiración debe realizarse a través de la cavidad nasal – porque los pelos de la nariz ayudan a atrapar las partículas con gérmenes, tratados por las mucosas. De esta forma el aire que viaja desde la nariz hacia los pulmones se calentará con una temperatura adecuada antes de asentarse en nuestros pulmones. La respiración por la boca pierde todos esos efectos y beneficios. La longitud de la respiración y espiración es lo que usamos para determinar un buen efecto del yoga de forma positiva.

EJERCICIO

EJERCICIOS PARA LA MENTE Y EL CUERPO DEBE SER OBLIGATORIO PARA TODOS-

¿Qué es ejercicio?

Ejercicio es el acto voluntario o involuntario compromiso de cuerpo y alma en las actividades que calientan los músculos y los órganos causando el corazón acelerar su ritmo y la circulación de la sangre; esto a su vez, ayudará a aumentar la relajación de cuerpo y alma así también, la sensación de bienestar.

 No puede haber mucha gente que no desean tener una salud excelente y la sensación de bienestar. Es humanamente natural para cada individuo y en secreto desear parecer hermosa, fuerte y robusto.

Sin embargo, la gran pregunta es ¿cuántas personas en este mundo moderno son capaces de realizar ese objetivo a través de su iniciativa personal sin ayuda externa?

¿Cuántas personas son capaces de mantener una salud sana y estable para tan de largo en una fila sin ningún tipo de ayuda externa?

¿Cuántas personas entienden y creen el hecho de que todo sobre su salud respectiva, el estado de bienestar, la libertad de todo tipo y de su felicidad, solamente se encuentran en sus manos?

 Experiencias muestran que mucha personas no son conscientes de los hechos arriba dicho, y pocos son muy conscientes de ello pero reacio a combinar el estilo de vida moderno con la rutina de las actividades regulares: trabajar en los despachos cerrados, sentado detrás de un ordenador durante horas, está de pie o en los pies durante horas manipulando las maquinarías y otros trabajos relacionados.

 Cierto es que, cuando dejan sus respectivos lugares de trabajo y llegar a casa, han sido golpeados por la fatiga, sobre todo, de rutina constante que de cansancio real que viene de trabajo.

En algunos de estos casos, algunas de las personas estarán dispuestos a hacer algunos ejercicios para dominar la tensión adquirida y el aburrimiento pero, lamentablemente a descubrir que su espíritu interno no es suficientemente entusiasta colaborar con su necesidad corporal. "El cuerpo dispuesto pero el espíritu muy débil" como dice el refrán que va de mucho tiempo!

En fin, uno se agrada sentarse el trasero en la silla giratoria frente a su computadora para ser servido y amenizado por Microsoft, Google y el resto durante todo el día trabajando en una oficina. Sin embargo, el único problema es que ese estilo de vida no ayuda a la circulación de la sangre y el fortalecimiento de los músculos del cuerpo; ya que, actuando así por mucho tiempo perjudica seriamente el buen funcionamiento de su cuerpo y alma.

Para la buena salud y larga vida, siempre debe hacer cosas que realmente Sudan o calientan su cuerpo en modo diaria y regular.

La experiencia demuestra que casi todo humano posee ese secreto deseos de hacer lo mejor para sí mismos; ser lo mejor que podían ser. Desea vivir mucho tiempo y nunca morir prematuramente y tener lo mejor de toda posible posesión material que podían tener.

Sin embargo, la gran pregunta es al final del día, ¿cuántas personas realmente alcanzan estas metas a su propia satisfacción? La proliferación de gimnasios y spas, hospitales, farmacias y centros de belleza de diferentes categorías, es una clara demostración de los deseos interiores de cada persona para tener lo mejor de sí mismo y de la vida in general.

Sin embargo, lamentablemente, el gran número de enfermos y gente malsana alrededor de toda la esquina; el gran número de personas con problema de obesidad, anoréxicos o bulimia; y el gran número de personas fanáticamente y devotamente que buscan salvación espiritual a través de oraciones a toda costa para dar validez a este reclamo.

Concisamente, todo lo anterior muestra claramente que "realmente muchos son llamados pero pocos son verdaderamente elegidos" como la Biblia dijo años atrás!

La premisa anterior hace al sabio entender que muchas personas no saben lo suficiente de sí mismas porque el verdadero significado de conocer bien a uno mismo va también en contexto con saber el tipo de alimento que es bueno para su estómago a digerir mejor para un beneficio máximo para todo su sistema.

Implica también, saber cómo nutrir poco a poco su cuerpo, su alma; hacer su trabajo diario, ejercitar al mismo tiempo y mantener una mente positiva para lograr que el secreto deseo de tener lo mejor y ser lo mejor que le gustaría ser y tener, llegar a realizarse. Estos hábitos son los regalos de la naturaleza para que todos lo gocen. No hay ninguna magia que salvo lo de aprender a adquirir sabiduría y mantener una actitud mental positiva que armoniza las fuerzas de la naturaleza para trabajar cosas hacia fuera como con magia se pega.

BUENAS NOTICIAS

 La buena noticia es, cuando uno aprende a entender y controlar su mente misma, el resto de sus acciones como por ejemplo: comer, jugar y el hábito de trabajar conscientemente se mejoran naturalmente. La vida se empieza a asumir un cambio dramática hacia la mejor posible – entusiasmo por la vida y para hacer cosas generalmente positiva comenzará llegar hacia esa persona fuera de algunos sitios de la mente oculta.

Bajo tal actitud mental positiva usted comenzará a sentir que puede hacer esas cosas que antes eran como imposible, de repente, usted comenzará a sentir que sí, puedes hacerlo y hacerlo bien. Empezarás a entrenar tu cuerpo y alma según su propio ritmo natural sin necesidad a depender de un entrenador; levantar pesos o cualquier otra forma externos fuera de usted, a la hora de ejercitarte.

Esta es una de las maneras de naturaleza para premiar a aquellos que aprecian las cosas que ya tienen; y en tal fase, notan cómo empiezan a cortar y ahorrar en las facturas del médico. Estas cosas son simples para quienes tienen fe y confianza en sí mismos. Por lo consiguiente, cambio gradual y positivo comenzará a ocurrir en sus respectivas vidas en sucesiones inesperadas.

CONSEJOS

He tenido la oportunidad y el tiempo para practicar diferentes clases de deportes y ejercicios durante años; que van desde fútbol - también jugaba como el portero además como delantero y con un dedo roto; las cicatrices permanecerán conmigo para toda la vida. También puedo jugar al tenis (mesa y tenis de césped), baloncesto, natación, atletismo, boxeo, baile aeróbico, bicicleta, yoga y muchos más.

Yo me considero un ser humano versátil porque cada cosa que quiero de verdad, aunque sea tan difícil y complicado, si me pongo la mente y energía físico, acabaría en conseguirlo de alguna manera posible. Profundamente estoy muy consciente de que nada es imposible para mí si tengo una razón convincente para hacerlo. Encima de todos esos, de alguna manera parece que cuanto más crezco en edad, mejor y más fuerte estoy.

Debido a mi dislocaciones de rótula constante, tuve que renunciar a ejercicios extenuantes como el fútbol, correr y jugar de portería (mi deporte favorito de la infancia) y deportes que hacen hincapié sobre la rodilla. Me negué a operar mis lesiones de la rótula debido a mi testarudez mental; Siempre me gusta llevar mi 'mierda' a mi manera, sin hacerme caso de los sufrimientos y perdidas que puede venir con las decisiones que tomo.

Como resultado de mi testarudez comencé a buscar otras vías dentro de mí entre la abundancia de posibilidades que yo seguí descubriendo diariamente según las necesidades y deseos. A veces por casualidad y otras veces mediante mero desear probar algo nuevo; y la mayoría de las veces a través de la imaginación pura.

De todo esto, descubrí que el verdadero secreto para la buena salud y vida fructífera nunca se basa en convertirse en campeón olímpico en cualquier tipo de deporte, juegos o esos hechos; ya que, cualquier cosa hecho para mucho tiempo generalmente dejan alguna cicatriz para quien lo hace que otros no sean capaces de ver o sentir. Así adelante, pues, me encontré el océano del secreto de la buena salud que me he guardado egoístamente y gozado secretamente para casi la mitad de mi vida.

Todo el mundo, especialmente mis amigos íntimos solían preguntarme, ¿cómo haces para permanecer tan sano y tan atlético casi todo los días sin hacer casi nada al respecto que nos vemos? Algunos se encargaban espiarme por si practicaba levantamiento de pesas en secreto y muchos piensan de esa manera. ¿Por qué piensan así? Porque ellos no consiguen entender como ellos van siempre a gimnasia para levantarse pesos, corriendo y haciendo todo tipo de cosas para mantener su cuerpo en forma; y, yo en cambio nunca me ven haciendo algo de deporte, ni nada, pero siempre me mantengo en buena forma; bien del peso, lleno de sonrisas, y la mayoría de las veces entusiasta y enérgico! Eso, resulta lo bastante raro para mis amigos intimos.

Hoy, quiero compartir los secretos de la buena salud y vivir feliz, que secretamente he disfrutado de casi más de dos décadas de mi vida en este mundo grande y maravilloso!

(No sabes lo maravilloso esto puede sentir hasta que comience a aplicar y beneficiarse de estos principios simples). Aquí está lo que estaba haciendo - fácil y simple; pero el truco está en mantenerse regular y para que sea un hábito a largo plazo.

MI VIDA SECRETA

1. Todas las mañanas, despertar de la cama y caminar directo hacia al baño; (siempre una Biblia, Corán o cualquier otro libro inspirador permanente en una esquina de su baño) al mismo tiempo que te pones aliviase, lee de uno de los libros que te agrado incluso un párrafo favorito de cualquiera de esos libros, leerlo como en oraciones! Nunca despiertas de dormir y en su lugar vas a la cocina por una taza de café, té o un cigarrillo. En vez, tomate una taza de agua; sería lo mejor ante cualquier otra cosa.

2. Cuando termine de aliviarse, cerrar el libro y devolverlo en su lugar. No trate de seguir leyendo ese libro después de terminar aliviarse porque tienes que ir a trabajar o otras cosas que hacer; cierra el libro y ponte de pie delante de su espejo de baño, valorar y admirar a ti mismo Recordándote lo maravilloso que eres y lo maravilloso y hermoso es este mundo. Con eso, según su propio sentimiento, tus propios maneras, dar gracias y

alabanzas al Altísimo Dios! ¡Estos actos sirven para Preparar tu mente para afrontar este día con mucha anticipación y entusiasmo!

3. Después de eso, estirar su cuerpo en cualquier manera eres capaz; por ejemplo: hacer pivotar los brazos lentamente, doblando su cabeza hacia sus rodillas y luego recto; hacia los lados y hacia atrás. Iniciar a sacudir su cuerpo lentamente y aumentando gradualmente; luego, rápidamente y vigorosamente como cuando corres los cien metros en diez segundos o menos. Puedes repetir esto paso tantas veces como sea posible o como su tiempo y capacidad puede permitir. (Nunca te estresas mucho, sea consciente de que tienes que ir a trabajar y que tienes que hacer estas ejercicios para el resto de su vida en la tierra, y que está hecho para que acabes en menos de diez minutos, máximo quince a menos que tengas más tiempo y quieres empujarlo un poquito más)

4. Respirar rápido y profundo después de la sacudida del cuerpo y luego comenzar a respirar lentamente hasta que te enfríes. Esto es importante para calentar la sangre y permitir la máxima circulación que quita el estrés, la depresión y muchas otras impurezas que pueden acumularse en su sistema sanguíneo. Haciendo esto cada día, aunque siquiera por un minuto o dos, siempre actuará como una defensa eficaz contra esas sustancias tóxicas o negativas que ocupan demasiado espacio en su sangre y cuerpo.

5. Al hacer todo lo anterior, seguir admirando a ti mismo en el espejo y seas consciente del tiempo porque otros tienen que utilizar el baño; también tienes que ir a trabajar; que significa, usted tiene que despertarte al menos treinta minutos antes de la hora habitual que sirven para despertarte en un día normal. Eso debería formar parte de su rutina diaria. Este ejercicio sirve para prepararte y limpiar tu cuerpo para enfrentar las actividades del día por delante con un optimo energía y buen humor.

6. Si el tiempo le permite, agréguela diez a veinte 'lagartijo' sólo con cinco te basta. Con el tiempo naturalmente aumentará el número de veces que consigues de hacerlo, eso no es importante, lo importante es mantener regular las actividades durante años que es donde se encuentra el truco y la magia. La idea y la motivación es lo que es importante porque provoca ciertas hormonas positivas que realiza el milagro como en gotas de agua que puede formar un río si gotea por años!

7. Mientras haces todo eso, concentra e imagina un gran día por delante, imagínate una gran salud y energía dentro de usted. Ahora comience a enjuagarse la boca y lavarse la cara. Estás listo para ir a la cocina para el desayuno. Usted puede optar por la ducha antes o después del desayuno, la elección es suya – mentalízate que duchar o bañarse por la mañana forma parte integral de esta terapia. La mayoría de las personas especialmente en los países avanzados del mundo han adoptado esa fea costumbre de no bañarse regularmente por una razón u la otra. Sin embargo, mi consejo es, que, ducharse ya sea caliente o frío es una manera para activar tu sangre y la energía y motivar su moral; y el entusiasmo para el trabajo y para la vida diaria que te enfrenta.

8. No deje lo que puedes hacer hoy para mañana; mañana es totalmente otro día. Cuando vives tu vida sin respectar las reglas de esta manera, se permiten bastantes toxinas que pueden manifestarse en formas que tal vez muy extraño para incluso algunos reconocidos médicos predecir debido a que este mundo en que vivimos está a

cargo de ciertas reglas naturales o cósmicos. Por lo tanto, siempre trate de dar su mejor cada día y dejar el resto para Dios o para el Creador para que lo rectifica a su modo natural!

9. después de ducharse y desayunar, entonces estás listo para ir a trabajar o para otras actividades se supone que se dedicas; con su cálida sangre y su corazón latiendo rítmicamente, su entusiasmo será en alza. De esta manera, se puede trabajar con alegría y capaz de ir la milla extra en cualquier cosa que te encuentres haciendo después.

10. Es un crimen contra Dios y la humanidad para cualquier hombre y mujer sana tener nada para dedicar o comprometer su energía. (Aquí no significa solamente compromisos económicos, pero más bien cualquier tipo de funciones proactivas y creatividad que ayudará a enriquecer a sí mismo o a otras personas alrededor de usted; no es que no se permite realizar otras actividades para mantenerse ustedes mismos en forma según elección y deseos).

Estos ejercicios son para mostrarle mi secreto personal para la buena salud y la felicidad general. Está pensada sólo para activar y calentar su cuerpo cada mañana, teniendo en cuenta el estilo de vida agitado horario de trabajo y tiempo disponible para la humanidad contemporánea; estas prácticas para el bien de tu salud le ayudará en todas las formas si la mantiene regular; te ayudara aumentar su moral cotidiana y luchar contra la depresión que viene sobre todo de las rutinas diarias, más, que de trabajo y también de la inactividad durante mucho tiempo.

Generalmente trato de mantener mi ejercicio en el lapso de veinte a treinta minutos, independientemente de lo ocupado puedo estar. Creo que nos debemos a nosotros mismos, al menos, ese poco tiempo en un día entero para cada día de nuestro bendecida vida.

BENEFICIOS Y VENTAJAS DE ESTAS DISCIPLINAS:

-Cuando usted pueda practicar estas disciplinas tal como se estipula arriba, su cuerpo y su alma tienden a estar en constante armonía con los demás y naturalmente tienden a ser capaces de compartir y comunicarse con otros.

-Te darás cuenta que la vida comienza a tener más significados, siempre estarás lleno de entusiasmo, que es el ingrediente básico para la buena vida. Además, usted estará listo para extender ayuda a cualquier persona en cualquier momento y usted puede encontrarse en todas partes.

-Los músculos se relajan, siempre fuerte y sólidos mientras su piel comenzará a lucir más brillante y resistente.

-Su fe en todas las cosas, tanto como en ti y en tu confianza parecerá ser más firmemente intensificado.

-Temores del futuro dejara de atormentarte y su fe en una meta particular se verá más clara que nunca.

-El peso corporal automáticamente tenderá a estabilizar en una forma que será adecuada a los deseos de su corazón.

-Usted se verá obligado de dejar las adicciones para el levantamiento de pesas y atletismo. Sólo se pueden hacer para la diversión y el placer, pero no más como una forma de mantenerte en forma; ya que, se sabe o descubre que han encontrado una manera mucho más conveniente y segura de mantenerte en forma para el resto de tu vida con poca o ninguna tumulto.

-Usted será encantados de darle mucho más tiempo a ti mismo, ya que ahora, está enamorada de ti mismo. Naturalmente tendrá la sensación de saber mucho más sobre ti mismo y esa sensación te llena, y resulta positiva para usted en el largo plazo!

-Descubrirás por ti mismo que no es sola la buena comida que comas que te da la felicidad y el cuerpo ideal o deseada, también la habilidad física y psicológica sino, más bien, las buenas o pensamientos positivas que hacen la magia en tu salud; tanto física como psíquica!

-Usted ya no necesitaras la dicha ocho horas de dormir ni siguiera necesitaras comer tres veces todos los días para estar sano y enérgico!

-La cara de alguna manera luce siempre una 'sonrisa contagiosa' en cualquier situación, incluso ante la adversidad y dificultades imprevistas!

- Y por último, pero no el menos importante, edad avanzada dejará de ser horrible y antipático pero esta vez, te será tan agradable y aceptable.

La forma más segura de obtener todos los beneficios de este programa es sólo a través de la disciplina; un proceso gradual de comprensión de uno mismo, eso mismo conocimiento o sabiduría adquirida en este período es la caución que dará a la mente la estabilidad que nunca dejará de poner todas las demás cosas para usted en su punto ideal.

Obviamente, la humanidad está creciendo muy por encima de lo que llamamos "Alta Tecnológica" y con el auge económico y material; pero, a pesar de todos esos buen logros, la cruda realidad queda que, si no hay ninguna disciplina divina para la vida que deliberadamente elegimos vivir, las cosas que hacemos y por cómo los hacemos, no habrá ninguna salida más fácil para alcanzar una buena salud y felicidad simple y natural. Esto es así porque, si la posesión de dinero y material fuese lo suficiente como para hacernos sanos y felices, supongo que, más del ochenta por ciento de la población mundial hoy tendrían garantizados su felicidad y sanidad; y probablemente llegar a vivir los cien años y superior en el promedio! Desafortunadamente, las cosas no son así!

Por lo tanto, será recomendable si podemos tomar más en serio algunas de las aparentemente pequeñas cosas de la vida y siempre tratar de poner en consideración independientemente de su aparente simplicidad cosas como risa; asumir y aceptar la risa como una cosa muy seria y necesaria que ayuda el buen salud de nuestra vida.

No esforzar para frenar que la lágrima no caiga de tus ojos cuando tienes la oportunidad de ser positivamente emocional como en profunda risa y llanto; incorpora acciones y pensamientos positivos siempre que puedas.

Considerar todos los demás que te rodean con amor y respeto en vez de con odio y la intolerancia.

Todos estos son sólo pequeños consejos entre millones, a través del cual cada individuo puede utilizar para encontrar su camino hacia la 'tierra prometida' de buena 'salud y felicidad' para el logro de todo lo bueno en la vida que usted puede desear. Cualquier ejercicio regular y fácil nunca decepcionará a nadie; confía usted en eso, saldrás así el ganador al final. Sólo tienes que seguir ejerciendo; nunca te rindas en cualquier situación o condición que te enfrentas, nunca!

CONSEJOS ADICIONALES

Para poder concebir y sentir la abundancia de la vida dentro y fuera de usted, debe usted haber sabido apreciar siempre, la mayoría de esas cosas que te daban placer; saber repitiendo su aprecio para ellos en cuanto has podido. Mantenga las cosas que más placer te dan como sagrado y como razón suficiente para vivir lo mejor posible. Mantener su vida dentro de tal concepto, extendiendo en el tiempo proporcionalmente replicará esos momentos placenteros; y su recompensa será la nulidad de todo o la mayor parte de los malos momentos que hayas vivido. ¡Así pues, la puerta para la felicidad permanecerá abierta eternamente para ti!

-Todos estos son algunos de los procesos psicológicos básicos disponibles para cualquiera poder complementar la mente y el cuerpo para que realiza la paz y armonía; es eso lo que ayuda a promover la regeneración de las células del cuerpo tanto como de la mente.

-No es correcto hacer cosas por los demás solo para ganar dinero detrás de tu mente; pero absolutamente y lógicamente correcto hacer cosas para los demás por el amor, la pasión o por el placer que te dar.

-Cualquier cosa que sea, hecho con amor, pasión o por placer, generalmente reaviva la llama del entusiasmo y alza la altura de los deseos como el aceite hecha dentro del fuego.

-Entusiasmo inequívocamente premia en el mayor grado los placeres o sensaciones placenteras dentro y fuera de todos los seres humanos.

-Amor, pasión y placer, como intangibles que aparentan, constituyen la base de todos los logros humanos; tales sensaciones sutiles al aprécialas y consérvalas para repetirse, aumentan la velocidad de la rueda de los deseos ardientes.

-La sensación de deseos ardientes en su corazón es el núcleo de cualquier logro humano tangible; es el motor de todas las realizaciones practicas; pues intenta siempre hacer sus cosas con amor y pasión por el placer de hacerlo para que las cosas que usted eligió hacer, puede ser realmente útiles tanto para ti y para los demás!

-El valor tangible del valor total de un ser humano es la medida de la media total de buenas obras y las semillas sembradas a lo largo del camino de su vida entera.

EXTRACTO

A continuación es un extracto de un libro de 'Buena salud' por un reconocido terapeuta Eugeni Evsikov de Siberia; Publicado en un periódico semanal popular en las Islas Canarias de España. ¡Con humildad me puso a practicarlo según escrito y por lo tanto, os puedo asegurar que resultan unos ejercicios únicos y excepcionales! Por esa razón, los he incorporado con mi trabajo para vuestro beneficio. Creo que son las mejores prácticas de la salud que yo me había conocido hasta ahora! Mas que simple pero profundamente eficaz ¡Disfrútenlo!

CIVILIZACIÓN ANTIGUA DA ALIVIO EN TIEMPO MODERNA

El cuerpo humano es sin duda muy fuerte, pero, los antiguos métodos de mantenerlo en buenas condiciones no se aplican lo suficiente.

Uno de estos métodos se deriva de Tíbet donde los especialistas lo recomiendan para apoyar la circulación de la sangre y el inmune, nervio y sistema digestivo. Es masaje para la parte más importante del cuerpo, liberar congestiones y obstrucciones y ayudar a la energía para fluir a lo largo de los meridianos.

Es aconsejable que estos ejercicios se realizan con los ojos cerrados; cada uno de los ejercicios debe realizarse de cinco a diez veces. Antes de empezar, frótese las manos hasta que estén calientes.

-Tan pronto como te despiertas, mientras que aún estés en la cama, frote las orejas arriba y abajo 30 veces.

-Coloque la mano derecha sobre la frente y la izquierda sobre la mano derecha. Masaje de la cabeza de frente, moviendo las manos de izquierda a derecha, repetir 30 veces y relajarse durante un par de minutos. Este ejercicio es muy eficaz para dolores de cabeza, mareos y la circulación al cerebro.

-Masaje de la cabeza con las puntas de los dedos a partir de la frente y bajando a la parte posterior de la cabeza, luego de la parte superior de la cabeza a los oídos; hacer esto 30 veces. Esto ayudará a la circulación de sangre a la cabeza; y desterrar a los dolores de cabeza, estrés y cansancio.

-Con los ojos todavía cerrados, utilice los pulgares para masajear los ojos de la esquina externa de la nariz 15 veces. Esto le ayudará a vista y el sistema nervioso.

-Poner la mano derecha sobre la garganta y la izquierda sobre la derecha, y luego bajar las manos al estómago 30 veces – esto mejora el metabolismo.

-Ponga la mano derecha en el estómago y la izquierda a la derecha, luego mueve las manos de izquierda a derecha 30 veces, así ayudando al trabajo del sistema digestivo.

-Inhala y exhala desde el estómago tan duro como sea posible 30 veces; Esto mejora la actividad del hígado, vesícula biliar, el sistema linfático y la circulación de la sangre.

-Túmbese, coge la pierna izquierda con ambas manos y tire arriba hacia el pecho, repita con la pierna derecha y luego con ambas piernas juntas, esto ayuda a la zona genital y los músculos del estómago.

-Sentarse, poner la pierna derecha sobre la rodilla izquierda y masajear los dedos y suelo del pie, 30 veces; hacer lo mismo con la pierna izquierda sobre la rodilla derecha. Este ejercicio es eficaz para todo el cuerpo, mientras presiona los puntos de reflexología que activa diferentes sistemas, órganos y glándulas en el cuerpo.

-Colocar ambas manos en la parte posterior del cuello, cerrar los dedos juntos y tire de la cabeza hasta el pecho 30 veces. Esto mejora la circulación sanguínea y ayuda a los mareos y el cuello rígido.

-Poner las manos en los oídos, cerrar y presionar 30 veces; Esto mejorará el zumbido de oídos, dolores de cabeza y la circulación de sangre a la cabeza.

-Después de hacer estos ejercicios, beber dos o tres vasos de agua y relajarse durante cinco minutos. El mejor momento para hacer todo esto es por la mañana después de despertar, antes de una comida o dos horas después.

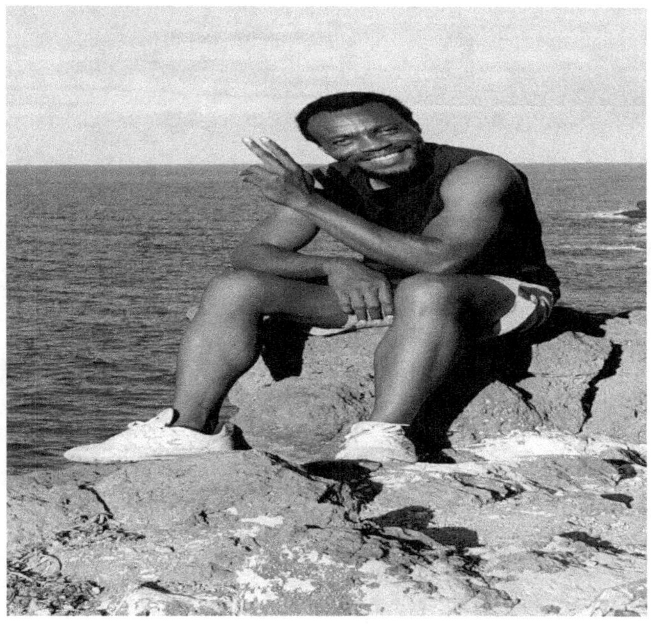

ALIMENTOS Y ALIMENTACIÓN

-BUEN HÁBITO DE COMER PARA TODOS LOS CIUDADANOS

La comida es sin duda la sustancia dadora de vida; cualquier material sólida o semisólida especialmente ingerida en el cuerpo y asimilada para los propósitos de crecimiento, nutrición e ideas.

Alimentos como el aire significa vida; ¡sin alimentos y el aire, no existiría una vida para todas las criaturas incluyendo seres humanos. Los alimentos diariamente proporcionan a cada uno toda la energía que necesitarán para activar el buen funcionamiento de sus órganos en todo el cuerpo para poder: mover, comer, hablar y trabajar etc. Por lo tanto, nadie puede sostenerse por mucho tiempo sin alimento, aire y agua.

-No obstante, muchos han adoptado lo que llamamos un 'mal hábito de comer', por ejemplo comer al azar sin dar tiempo suficiente para la primera toma de comida ir a través de procesos de digestión completa; y además, abusar la comida o comer más de lo necesario. Este tipo de hábito impide también, en la mayoría de los casos, el motivo real para la toma de comida. Es digno de conocer y entender que no es una obligación ni tampoco necesaria comer las tres veces diariamente para permanecer sano y feliz.

-Alimentos en cuanto a todas las otras cosas de la creación tienen sus lados positivos y negativos; mismos alimentos tan bonitos y tan vitales como pueden ser, pasan de estar entre los más altos asesinos de las personas y animales en nuestro entorno. La mayoría de las enfermedades conocidas que suelen atacar a los seres humanos proviene de la ingesta de alimentos.

 Imagínense el olor desagradable de un alimento podrido o caducado; sus heces o excremento; la acidez en la orina y su olor tan desagradable; ¡todos estos mal olores proceden de la ingestión de alimentos y como pueden ver, la comida misma emita unos olores tan devastadores! Por lo tanto, buena salud y la vida feliz no es cuánto comes pero cómo bien comes.

Como he dicho antes, todo lo concerniente a la vida y los seres humanos, dan mejores rendimientos cuando se hacen con disciplina y en un estado equilibrado de la mente. Finalmente, con la autodisciplina resulta más fácil para algunos de nosotros descubrir maneras mucho más eficaz de comer correctamente! Es eso que referimos como 'una buena costumbre de comer' - comer solo cuando tienes hambre, comer a tiempo más o menos regular y comer lo justo sin exceso; sobre todo, saber combinar lo que comas para da el cuerpo y la mente todo sus necesidades para buen funcionamiento sin fatiga.

Una persona equilibrada suelo escuchar las formas que su cuerpo reacciona a cada ingesta de alimentos y registra inconscientemente los sentimientos que él o ella generalmente se obtiene después de alimentarse de cualquier cosa; porque todo lo que refiere a la humanidad en relación con su crecimiento es constantemente observado o experimentado a través de la ayuda de los intangibles conocido como 'sensaciones'.

-Realmente comer saludable de acuerdo con el gusto de cada uno o ' el gusto en general' es la necesidad de escuchar a la 'sensación' que cada ingesta de comida te proporciona; cómo te sientes después de comer lo que comas. Usted debe seguir tomando nota de sus ingestas de comida favorita dependiendo así de cómo tu organismo asimila o rechaza un alimento. De este modo, con el tiempo, se acumulará una selección sana de los alimentos que su organismo más le gusta y se siente cómodo comérselo. Cuando logras eso, entonces debe ser capaz de saber y permitir a la comida que debes alimentarse en la mayoría de las veces a lo largo de tu ¡bendecida vida!

-No comen porque otros comen o forzarse a comer en un momento dado si tu cuerpo no estará cómodo con la comida en dado momento; no es aconsejable comer tales cosas o a tal momento que te causaría malestar a su sistema digestivo.

 -Permite espacio y tiempo en el estómago antes de llenarlo con más alimentos. Comer sólo cuando tienes hambre, no porque hay comida y parece apetitosa.

-Aprender a comer poca cantidad o lo justo; vaciar siempre tus intestinos cada mañana antes de iniciar el nuevo consumo de alimentos y cepillarse los dientes tantas veces como usted considere necesario.

-Debe en realidad cepilla sus dientes y la lengua cada vez que huele a comida podrida en tu boca y que debe ser como tantas veces como sea necesario - sobre todo cuando comes cualquier productos lácteos, chocolate y cosas dulces.

-La mayoría de la gente no le importa mucho para sus dientes y aliento; sólo, comer, beber y fumar sin mantener los órganos que posibilitan la alimentación – los dientes, la lengua y la boca más que todo debe de ser la parte de los órganos del cuerpo que hay que tratar con mucho mas respeto y cuidado; además de la 'limpieza del intestino a través de una excreción diaria y regular.

-Saber que comer sano no significa comer más, lo peor de todo es comer cada momento. -No hay nada que más daño hace al cuerpo que comer en cada momento-sofocando así el sistema metabólico por no permitir suficiente espacio y tiempo para que terminar con éxito su trabajo inicial de la digestión.

-Si Comes demasiado o mucho menos por un largo tiempo, su organismo también reaccionara en modo negativo. Su trabajo principal como seres humanos es encontrar el equilibrio en cualquier cosa que hacéis en todos los momentos.

 Puntualidad y regularidad; ésos son algunos de los ingredientes positivos de toda la vida universal. La naturaleza no da mucho espacio para la indulgencia excesiva; indulgencia excesiva debilita el alma y sofoca la fuerza de voluntad.

-Cada ser humano que come tiene la obligación universal de ser capaz de contribuir en la producción de alimentos. Cada ser humano naturalmente tiene que poder producir su propio alimentos si las cosas siguen siendo iguales; en conformidad con las reglas creacionales o de creación sin la manipulación y adulteración.

-Por lo tanto, para regenerar su salud de forma natural, usted tiene todas las potencialidades y capacidades necesarias para tomar el control de su propia salud! ¿Qué mas puedes tener de tanto valor sin su salud? Tienes la obligación a sí mismo para equilibrar su estilo de vida física y espiritual. Nadie lo hará por usted sin su consentimiento o participación; porque su buen salud y felicidad son todo lo que hay para usted en este mundo entero!

SENSACIÓN

¿Qué puede tener que ver la mera sensación con las actividades de Salud y Bienestar?

La sensación es el único vínculo entre la dimensión inconsciente, consciente y física; el mensajero sensorial cuyo deber es transmitir informaciones del alma a la parte consciente cuyo deber a su vez, es entregar el mensaje a la dimensión exterior donde los ojos pueden impresionar y categorizarlo.

-Al hacer cualquier tipo de ejercicio o hacer cualquier actividad, por el hecho, un sentimiento es automáticamente registrado; usted puede no notar estas reacciones naturales sutiles, pero conocerlos, ser capaz de captar los mensajes sutiles de la mente inconsciente o subconsciente, es lo que trae armonía en la física. Esto es donde las prácticas de buena salud y bienestar tienen que ver con la sensación.

Cuando haces algo y la sensación por hacerlo se registra agradable en tu mente y cuerpo, lo mejor es seguir haciéndolo cada vez que puedes porque te sientes bien según la ley de las sensaciones. Tu mente interior está de acuerdo, en armonía con tu ser exterior. Pues así, tu acción o actividad está justificada!

-Se esfuerzan por dar la mayor parte de su tiempo diario a esas cosas que te hacen sentirte bien y así de sentirte bien durante largo tiempo te ayudaras psicológicamente anular y rechazar las sensaciones del estrés, las condiciones psíquicas y físicas tan desagradables.

-Escucha a tu corazón o mente y seguir los buenos sentimientos de esa voz silenciosa que sufra por la falta de atención adecuada. Escucha y obedécela y pronto vas a comenzar a hacer y sentirte bien en todas las cosas de interés para usted. ¡Su salud comienza a regenerarse de manera tan simple y natural!

- vas a aprender siguiendo tu buenas sensaciones a regenerar su salud en la forma natural; respectando así los deseos y dictados positivos de tu alma inconsciente y consciente. Con tiempo no lejano, se convertirá usted en un maestro de ti mismo y comenzarás a apreciar los milagros de la vida, la belleza, la felicidad y la abundancia de dolor y de la alegría. Saborear y tueste cada momento sin miedo y dudas; ¡sólo entonces comenzará a ser participe en la infinita sabiduría de la vida misma!

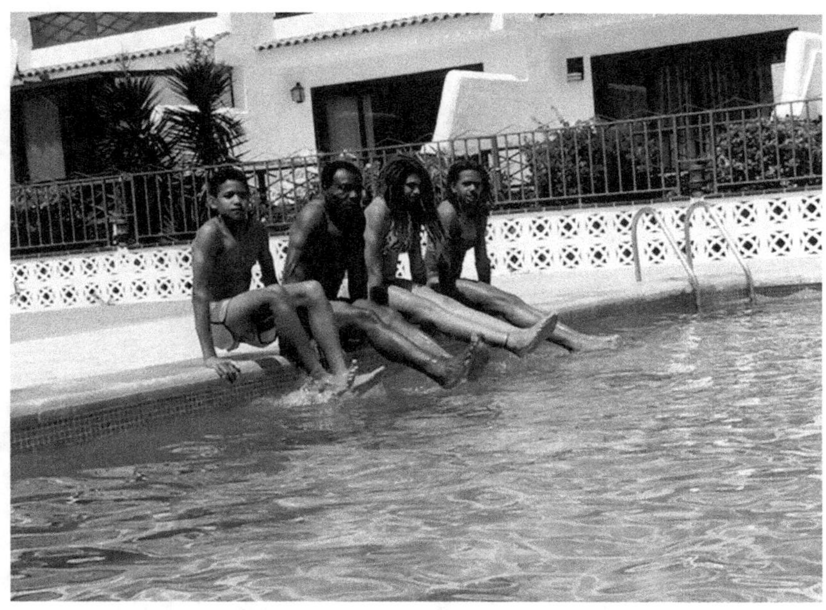

¡NUNCA DEJAD DE HACER COSAS AGRADABLES; VIVIR ES HACER Y HACER ES VIVIR!

Los Ocho Factores de la Salud Universalmente Conocidos:

1. Respirar siempre aire puro

2. Beber bastante agua diaria y, ducharse regularmente

3. Tomar bastante Sol cada día

4. Comer bien y sana

5. Hacer ejercicio físico regularmente

6. Reposar bien regularmente

7. Abstenerse de sustancias toxicas

8. Mantiene siempre pensamientos positivos

Practicando estos ocho factores de buena salud, pondría al organismo en buenas condiciones para enfrentarse a cualquier agente nocivo o infeccioso y, así, los organismos pueden auto regenerarse constantemente.

El secreto realista e imbatible para conseguir una salud recurrente o regenerativa es tener el objetivo de mantener la mente y el razonamiento de un niño, metafóricamente hablando; no intente convertirse en un adulto bajo este estándar social, hacer esto seguramente le recompensará con un estrés negativo e innecesario que tiende a frustrar sus potenciales positivos.

Siga su mente y no intente convertirse en un adulto socialmente responsable; piense y manténgase como un niño inocente; de esta forma, tendrá más probabilidades de vivir sus días con una salud admirable; de forma que los médicos, enfermeras y sus medicamento y cura nunca sean parte de usted.

13- Medidas drásticas para regenerar su salud en el día a día

1. Nunca conduzcas a lugares donde puedas caminar sin estar demasiado cansado: caminar o ir en bicicleta al lugar es más saludable

2. Nunca trabajes por dinero o ganancias materiales detrás de tu mente: trabaja más por tu pasión o por el amor de lo que estás haciendo; eso es más saludable

3. Nunca se detenga para aprender o estudiar; Si dejas de aprender y estudiar tu mente pierde el poder de la regeneración. Las cosas para aprender y la habilidad humana para estudiar son infinitas; cuanto más sepas, mejor vivirás

4. Nunca te entregues en nada en absoluto en tu vida; pequeñas gotas de agua por mucho tiempo pueden formar un océano que puede volcar buques poderosos, destruir casas y ahogar a las personas

5. Nunca abandones el respeto por las personas, los animales y las plantas; cuando respetas personas y cosas, con la misma intensidad los pueblos y las cosas te respetarán

6. Nunca deje de sentir temor y asombro hacia el Creador de todo lo que se ve y no se ve; nunca se detiene a preguntar, ¿cómo comenzó todo y cómo manifestó todas las cosas?

7. Nunca te detengas a apreciar, admirar y agradecer solo por estar vivo y viviendo

8. Elimina lo más rápido que puedas cualquier cosa que enfatiza tu mente de manera negativa y, en su lugar, reemplázalo por aquellas cosas que traen alegría y paz a tus sentimientos más íntimos

9. Nunca pienses primero en lo que puedes obtener o en lo que vale la pena hacer; piense primero en qué valor puede agregar al lugar donde se encuentra y a aquellas personas o cosas que viven a su alrededor. En poco tiempo, todos y todo a su alrededor también, con la misma intensidad, estarán pensando en lo que pueden hacer para agregar valor a su vida. Este es el único enfoque natural para adquirir sana salud y riquezas con paz y armonía.

10. Nunca evites la ira; más bien, aprende a perdonar y olvida tan pronto como sea posible todo lo que te molesta; haz las paces con esas o cosas que te molestan. Tu tranquilidad mental no tiene precio alguno.

11. Siempre piensa buenos pensamientos desde lo más profundo de tu mente; con el tiempo, ya no puedes ser provocado por la ira y cuando lo seas, tu enojo será automáticamente reemplazado por el perdón y la empatía.

12. Ejercita tu cuerpo y mente cada día; haga todo lo posible para tallar el tiempo para reflexionar o meditar. Tu vida es demasiado preciosa y más importante que cualquier otra cosa en este increíble planeta.

13. Nunca guardes ni almacenes nada que realmente no necesites; siempre satisfaga solo sus necesidades inmediatas; o necesidades de este momento, ahora. Hacerlo dejará espacio y energía suficiente para enfrentar las necesidades del momento siguiente cuando se manifiesten.

Las reglas y regulaciones anteriores son muy drásticas y difíciles de cumplir en nuestro sistema actual. Pero, entonces, la naturaleza tiene sus reglas y reglamentos infalibles; entre las reglas de la naturaleza y las reglas hechas por el hombre, ¿cuál de las dos elegirás obedecer?

¿Por qué estamos siempre enfermos, débiles y siempre necesitados? ¿Es esa la verdadera naturaleza de la humanidad? Hay muchas cosas que solo tú puedes descubrir, seguir o cambiar; solo tienes una vida; ¡Tome absoluto cuidado y control de ella! ¡Eso es todo lo que te debes a ti mismo y a tu creador y a este mundo en general!

9 781978 398528